歯周病はすぐに治しなさい!

口腔から老化と
心臓・腸・脳の
大病がはじまる!

米国アンチエイジング医学会認定医
歯科医師
森永宏喜
Morinaga Hiroki

さくら舎

目次◆歯周病はすぐに治しなさい！

――口腔から老化と心臓・腸・脳の大病がはじまる！

序　章　ビタミン欠乏！　災害時こそ口の中が危ない

第1章　環境変化のストレスを、口の中のケアで和らげる

第2章　あなどれないスーパーヒーロー唾液の力

第3章　老化と大病の大敵！「歯周病」は想像以上に怖い

第4章　歯医者が教える、その食べもので若返る

第5章　お口のケアは歯医者とのよいおつきあいから

歯周病はすぐに治しなさい！

——口腔から老化と心臓・腸・脳の大病がはじまる！

序章

ビタミン欠乏！　災害時こそ口の中が危ない

『令和元年房総半島台風』 自分が被災者になった日

令和元年9月9日未明、東京湾から千葉に上陸した台風15号（のちに『令和元年房総半島台風』と命名）は、猛烈な勢いで暴れながら関東平野を縦断。最大瞬間風速が毎秒60ｍにも迫る暴力的な風雨は、人々の生活や産業に壊滅的な打撃を与えて去っていきました。

私が医院を構える千葉県鋸南町は、まさにこの台風の進路上に位置しています。付近一帯も、建物損壊、倒木、大規模な停電、地域によっては断水など甚大な被害から逃れられませんでした。

翌朝、台風一過で医院に駆けつけたとき、車から降り駐車場にたたずむ私の目に入ってきた光景が、今も強烈に焼きついています。

屋根の半分ほども瓦がはぎ取られた家、トタン屋根が丸ごと飛んで骨組みだけが見えている商店、壁までも破れて中が丸見えの建物……。

道の途中では、亀裂の入った窓ガラスをテープで補修した車とすれ違い、ショッピングセンターの屋上から落下したタワー型の大きな鉄骨造りの看板が無残に転がったりしているのも目にしました。

故郷に戻り開業して四半世紀、見慣れていた町並はそこにはなく、あまりに変わり果てた様子に、その場でただ呆然とするばかり。医院内部の状況を想像すると、深いため息が出ました。

そんな私の足元にも、おびただしい量の大小のガラス片や木片が散乱。明らかに当院のものでないものが多く混じり、改めて昨日の台風のすさまじさを痛感させられたのです。

何とか気を取り直し、医院内部に向かいました。

建物は、屋根こそ無事だったものの正面玄関の真上、2階の医局兼セミナールームの2m四方のガラス窓が、それと気づかないほどきれいに、すっかり消し飛んでいました。

中に歩を進めると、まず床の色が昨日までとは違います。外から吹き込んだ泥や細かな木片、瓦の破片などが床にびっしり貼り付いて、全体が暗い色調に変わっていました。大きめの瓦の破片が、かなり奥のほうまで飛び込んできているのは驚きです。

診療スペースも、飛来してきた瓦の破片で高窓のガラスがきれいに砕け散り、その手前に置いてあった体組成計が、半分外に飛び出していました。ユニット脇の壁もすっかり飛んでしまって、外の景色が丸見えの状態です。

そして、そこから吹き込んでくる風雨のために、床も壁も、パソコン、医療機器もすべてが水浸しになっていました。

一体いつになったら、診療を再開できるのか。患者さんたちは無事だろうか。暗い気持ちに陥りましたが「まず、やれることをしないと!」と思い直しました。

出勤が可能なスタッフに来てもらい、残暑厳しい中、皆で汗だくになりながらの片付け作業……丸2日かけて、医院内外に散乱した泥やガラス片、瓦礫をおおむね取り除くことができました。

また、破れたガラス窓は、業者に頼んで応急処置。ベニヤ板や防水シートをテープで張りつけただけの心細いものでしたが、この時点では、これが精いっぱいの修理でした。

幸い断水はなかったものの、停電が続いていたため、医療機器の動作確認もままならない状態でした。停電が解消してチェックを終え、診療ができるようになったのは、さらに3日後のこと。台風の直撃から数えると、5日待たなければなりませんでした。

被災者支援をスタート

今、私たちの被災のステージはどのレベルか。そこで、歯科医としてどう行動すべきだろうか……。

自分たちのことがひとまず落ち着くと、患者さんや避難されている方をはじめ地域の現在の状況、特に行政の動きなどが気になってきました。

電気の復旧を待つ間、まずは、災害対策本部の職員や顔なじみの保健師、看護師、ケアマネージャー、社会福祉士などから情報収集することを思い立ったのです。

というのも、東北大学出身の私は、東日本大震災発生直後から被災地に行き、避難所近くの集会所で口腔内チェックや指導、支援物資の調達や配布依頼、歯科関係者からの情報収集などの活動を仲間と一緒に行ってきました。その後の熊本地震でも、物資調達などに動いています。

まさか、自分が被災者になることなど考えてもみませんでしたが、当事者だからこそ、これまで活動を積み重ねてきたことが生かせるはず。特に、口腔ケアとオーソモレキュラー栄養医学は、心身が弱っているときこそ力を発揮するに違いないと思いました。

災害対策本部では、町内の3か所に約20人の方が避難していること、支援物資は鋸南小学校の体育館に集積所が設置されていることなどを確認。そこで、たまたま出会った保健師さんには「これから口の中が不潔になると、誤嚥性肺炎が心配。ケア用品などの支援も頼んでみますね」と、念を押しました。

ただ実際のところ、命にかかわるような切迫した状況がないか確認するのが精いっぱいで、現在の段階ではまだまだ口腔衛生にまで関心が及んでいない……ということを強く実感。ケア用品の配布などを通じての啓発が、誤嚥性肺炎などによる健康レベルの低下を阻止するために必要だと感じました。

こんな非常時に、ほとんどの人が口腔衛生のことなど気にしていないことは、集積所に届いていた支援物資を見ても一目瞭然でした。水や生活用品はたくさんありましたが、医療関連物資は非常に少ないのが現状です。中でも、歯ブラシや歯磨剤などはほんのわずか。小児用歯ブラシや義歯関連用品にいたっては皆無でした。

そんな状況を支援活動の仲間に伝えようと思う間もなく、彼らからメッセージが届いていました。そして、小児用ブラシや義歯洗浄剤をはじめ、先の需要まで見越した物資調達にいち早く対応してくれたのは、本当にありがたかったです。

皆が急に老いてしまった⁈

今回の台風に限ったことではありませんが、大きな災害に遭遇すると、どうしても口の中のケアに関心が向かなくなってしまいがちです。

自分のことはもちろん、家族や住宅、家財道具は無事なのか。ケガや病気は大丈夫か。食べものや水は十分あるのか……。

ふだんは歯や口の中のケアに熱心な人でも、かつてない非常事態に、口の中は二の次、三の次になってしまうということは珍しくありません。

これまで何度も被災地に足を運び、口腔内チェックをした経験からわかっているのは、被災者のほとんどに、多かれ少なかれドライマウスの症状が見られるということ。避難生活による心身の疲労やストレス、おざなりな口腔ケア、不十分な栄養摂取などが、こうした症状を引き起こします。

口の中の衛生状態が低下すると、誤嚥性肺炎のリスクが高まります。また、虫歯や歯周病が悪化することも少なくありません。それでなくても、被災して心身ともに疲れ憔悴しきっているところに、これでは老け込んでしまったように見えても仕方がないかもしれません。

本格的に診察を再開する前に診せていただいた次のふたりの患者さんも、被災によって、明らかに口の中の状態がダウンしていました。

口唇にびらんができてしまったFさん

電気の復旧とともに医院を再開した日。この日を待ちかねたように来院した93歳の男性Fさんは一人暮らしで足腰も丈夫、「元気なうちから気をつけておかないといかん」というのが口癖の、健康寿命維持のお手本のような患者さんです。ご自宅が被災して雨漏りするが修繕の見込みが立たず、心労が重なっているとのこと。

残存歯は少ないものの義歯をキチンと使用、2~3か月に一度定期的に来院しケアする歯周病安定期治療（SPT）を受けて、まずまずの状態をキープできていました。

ところが、被災後初の診察では、口を開けてもらう前から体力が落ちた様子がはっきり

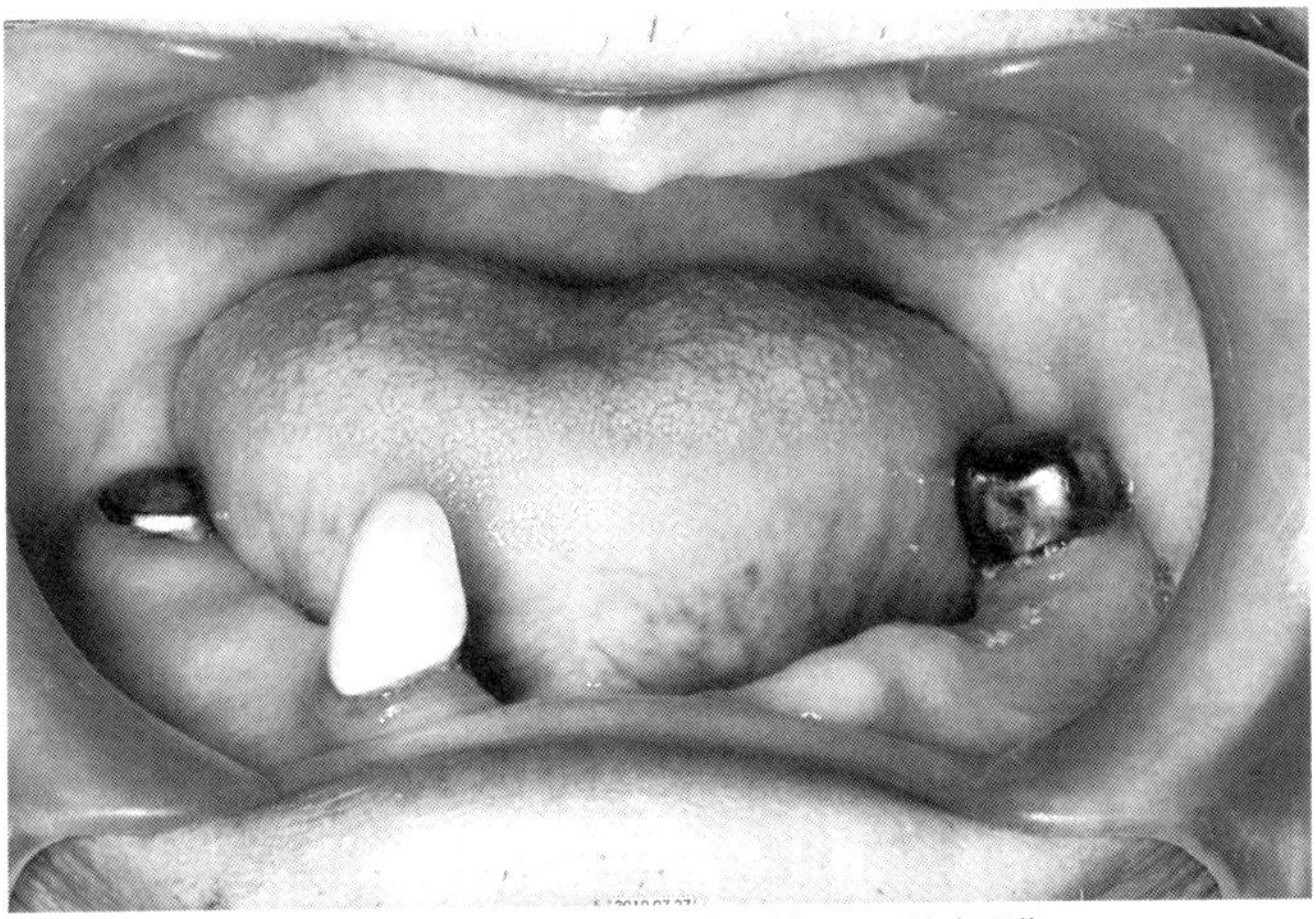
被災する2か月前のFさん（93歳）の口腔内画像

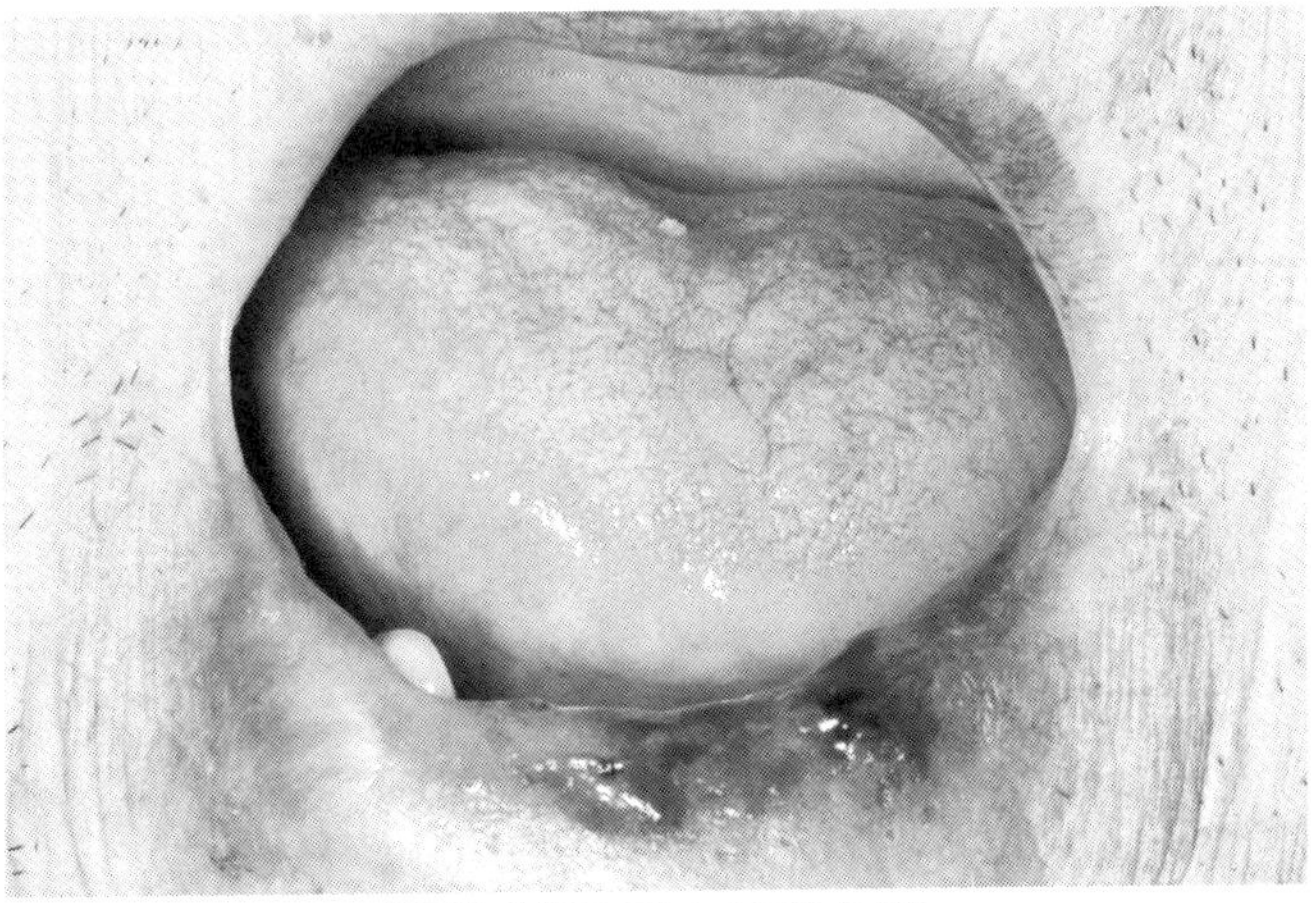
被災後1週間のFさんの口腔内画像

と見てとれました。というのも、唇のあちこちがただれ、かさぶたが目につきます。義歯を取り出すと食べカス（食物残渣《ざんさ》）が大量に付着。思わず、

「ずい分お疲れですね」

という言葉が口をついて出ていました。2か月前の画像と比較するまでもなく、健康レベルが急落していることは明らかだったからです。

口内をきれいにし、支援物資で届いていたアミノ酸やマルチビタミン、マルチミネラルのサプリメントを提供しました。栄養面の対応がうまくいったこともあり、2週間後に来院されたときには、口唇のただれなどもかなり治まり回復、1か月も経つ頃には被災前のように若々しいFさんがいました。

歯ぐきの出血が激化したSさん

また、当院が訪問口腔ケアを行っている患者Sさんも、同じ93歳の男性。半年前に入院し、急性期病棟から退院して在宅ケアを受けていました。2週間ぶりの訪問でしたが、意識もはっきりしていて、一見元気そうな様子です。

ただ、歯科衛生士が口腔前庭（前歯の歯ぐきと唇の間）を歯ブラシでさらったところ、今まで見たこともないほど大量の食物残渣が出現。

さらに、歯肉や口腔粘膜、舌とケアを進めるほどに歯ブラシが真っ赤に染まっていきます。この出血量は、被災前とは比較にならない多さでした。

嚥下障害（飲み込みのトラブル）などはなく食事もちゃんと摂れていて、うがいも可能なようですが、停電のために介護用ベッドが動かないことが最大のネックになっていました。このために口腔ケアが難しいだけでなく、体位変換では、前は自分で多少なりとも体を動かせていたのが、寝たきり状態が明らかに深刻化していました。

Sさんには、ドライマウス防止の保湿ジェル、栄養補給のビタミン、アミノ酸のサプリを摂ってもらうようにしました。

「自宅をあきらめて、施設入所せざるを得ないのでは」と危ぶみましたが、12日間の停電を何とか乗り切ったSさんは、歯肉からの出血も被災前の状態にまで回復。半年後の現在も在宅療養を維持できています。

治療だけが歯科医の役割ではない

被災から9日経って、ようやく本格的に治療を再開することができました。といっても、電話はまだ通じないまま。連絡がつかなかったり、患者さんも被災の片付けで忙しかったりで、キャンセルが相次いでいました。

その分、受診された患者さんのお話をうかがう時間は十分あります。診療のスタートは、それぞれの被害の状況に耳を傾けることから。中には「話を聴いてもらった」ということだけで、少し楽になるケースもあったようです。それだけ、心の内に閉じ込めきれないくらいのショックや不安、緊張、苦しさ……等々を抱えていることが見てとれました。

「被災のお話をしっかりうかがうようにしましょうね」

当院マネージャーの言葉は、若いスタッフたちにも伝わっていました。

支援物資として仲間から届いていたビタミンCやビタミンB群のサプリメントの提供も、皆さんから大変喜ばれました。

これらのビタミン類は、疲労回復やストレス対策に非常に有効です。被災後2か月近く経ってもなお、その需要は減るどころか、ますます増加する傾向にありました。こんなことからも、コミュニティ全体の疲労やストレスが深く静かに広がっているのを感じました。

歯科を出発点にして健康寿命を延ばしていく――。

歯科医として、私の目指しているところです。そのために、日々さまざまな取り組みや情報発信を行っています。

体力が落ちて消化吸収の働きが鈍っているときほど、食事だけで十分に栄養を摂り体力や気力を維持することが難しくなります。そんなときこそ、生きるためのエネルギーを生み出し、体内の代謝をスムーズにするために、良質のメディカルサプリメントを摂る必要があります。

それだけに、このような状況で不足しがちなビタミンC、ビタミンB群、各種ミネラルなどのサプリメントを、自治体や福祉施設の方たちに提供できたことは、一定の成果があったと考えています。

もちろん、自治体などの担当者とよく相談したうえで、全国の友人たちから届いたものを支援物資として提供しました。

このことを通じて、課題も見えてきました。サプリメントによって有効な支援を行うには、被災者の健康状態をきちんと評価して物資を受け入れ、適切に提供できる専門家が不可欠であること。食事や栄養、サプリメントの知識や指導経験のある人がいないと、サプリメントが届いても、現場は困惑するだけで、せっかくの支援が有効に使われることはないでしょう。

ふだんから、より質の高い健康を得るために何をすべきか考えているような医療従事者、とりわけサプリメントを適切に活用している人が求められます。

まさに、口腔内から患者さんの健康状態を把握でき、元気な人がより若々しく豊かな生活を目指すための「健康のゲートキーパー」として機能できる歯科医こそが最適任だと思っています。そんな歯科を全国に増やす啓発活動にも微力を尽くそうとの思いを新たにしています。

今までの常識では通用しない天候の変化

「80年以上も生きてきたけれど、こんなすごい台風は生まれて初めて」

今回の台風の後、患者さんやご近所の方々、特に年配の方たちから、こんな言葉をよく聞きました。

かく言う私も、もの心ついてから50年以上、こんな災害に巻き込まれたことは一度もありませんでした。このあたりは、天災の少ない地域だと勝手に思い込み、心のどこかに隙があったかもしれません。

考えてみれば、ここ10年ほど全国で想定外とも言える大きな自然災害の頻度が高くなっているのはデータからもはっきりしています。

地震はもとより、集中豪雨や暴風雨、川の氾濫、火山の噴火……尊い命が奪われたり、多くの人々が避難を余儀なくされたりするケースも少なくありません。以前は数年に一度ほどの頻度であった大災害が、最近は日本のどこかで毎年のように発生しているのです。「このあたりは安全だから……」とか「今まで一度もなかったから」などという認識は、単なる幻想に変わりつつあるようです。というか、元々、絶対安全だとか、起こり得ないなどということはなかったのかもしれません。

「過去最強クラスの」とか「前例のない」「大型で猛烈な」等々の自然の脅威を表す文字がメディアで躍ることも多くなってきました。

私たちの想像を超えた規模や勢いを伴った災害が珍しくなくなっている今、自分がいつなんどき当事者になっても不思議ではないことを常に意識しておく必要があります。そんな当たり前のことを、今回改めて思い知らされました。

危機意識を忘れずに、常日頃から備えておかないといけません。ふだんから言われている防災品類に加えて、口腔ケア用品や、不足しがちな栄養を補給するためのサプリメントなども備えておくとよいでしょう。

ケア不足やストレスが引き起こすドライマウスによって、口の中はもちろん心身の若さを失ってしまうことのないよう、口腔衛生の意識と備えは怠らないようにしてください。

台風15号の被災体験からひと月足らず。災害と口腔ケアについての思いを深めていた頃、今度は、台風19号（のちに令和元年東日本台風と命名）が上陸。東日本各地に記録的な大雨をもたらし、関東甲信越の各県で川が氾濫するなどして、多くの犠牲者が出ました。

千葉では、15号で損傷を受けた家屋に、19号の暴風雨がさらに追い打ちをかけることになりました。

またしても「こんなすごいのは見たことがない」ような災害が起きてしまったのです。

「健康トライアングル」で老けない

いくら口の中のケアが必要と言われても、例えば、避難所の不自由な生活の中で「それどころじゃないでしょ」「非常時なんだから」などと思われる人もいることでしょう。まずは命あっての物種、雨露がしのげて空腹を満たせることが、まずは優先事項です。

確かにその通りなのですが、そんな生活が長引いてしまうと、ストレスはやがて極限にまで達し、徐々に心身の不調を招くことになります。偏りがちな栄養が、その不調にいっそう拍車をかけます。

口の中では、ストレスはドライマウスを悪化させ、免疫力を低下させます。歯が痛くなったり、歯周病が進んだり、義歯が合いにくくなったり……口腔内で、いろいろな症状を引き起こします。口の中の不衛生が、それを助長します。

歯周病の悪化が、糖尿病をはじめさまざまな病気と関わりがあることは、よく知られてきています。その大きな原因と思われるのが、歯周病の菌が血液とともに全身を回って悪さをすることです。

その歯周病の菌は腸内細菌のバランスを乱し、免疫機能の調節を難しくします。また、脳にたどり着いた歯周病の菌は、認知症の発症との関わりが疑われています。

一方、口腔内にある免疫細胞は、元々腸で作られているため、腸内環境が悪化すると口の中の免疫の力もダウンしてしまいます。

また、腸には大脳に匹敵するくらいの神経細胞が存在し、独自の神経系やエネルギー系を持つことから、腸を「第二の脳」と呼ぶ人もいます。中枢神経のはたらきを制御する神経伝達物質も腸で多く作られています。

幸せホルモンとして知られるセロトニンもそのひとつ。つまり、腸内環境が乱れてくると、幸せを感じにくくなってしまうこともあるのです。

このように、互いに影響を及ぼし合う〝脳〟と〝腸〟の関係を「脳腸相関」などと言うことがあります。私は、これに〝口腔〟を加えて「口腔脳腸相関」と呼ぶことを提案したいと思います。

この3つのバランスこそが、健康を維持するためのキーワード。ストレスを強く感じたり、思うにまかせぬ生活を強いられたり……そんなときこそ、この「健康トライアングル」のバランスを乱さないように気をつけることです。

そのためには、口腔のケアを欠かさないようにしてください。トライアングルがくずれかけていても、口の中の状態をアップすることで、うまくバランスを保つようにしましょう。それが、失いかけた健康を取り戻し、あなたの若さを蘇らせてくれます。

第1章

環境変化のストレスを、口の中のケアで和らげる

気づきにくいストレスは、あなたの体内年齢を引き上げる

自分の身は自分で守らないと……。災害やトラブルなどが起こるたびに、この言葉をよく耳にします。

今回のような台風などの災害に限らず、さまざまな危機に瀕しているとき、誰に言われなくとも、何とか自分の身を守ろうとするものです。

生存本能と言うものでしょうか。大きな危険が迫ってくれば、たいていの人は必死で逃げようとするし、困難に直面してしまったら歯を食いしばって乗り越えたり、やり過ごしたりしようとします。

ただ、幸いにして目の前の危機を乗り越えたと思っても、実は大きな危険が、形を変えてじわじわとあなたに迫ってきていることがあります。ストレスという名のこの難物は、目に見えず、それと気づきにくい厄介な相手です。

特に、地震や台風をはじめ自然災害などで命の危険と隣り合わせの危機に対応しているとき、不安や恐怖、不快感、痛み、不調など日常では考えられないほどに大きなストレス

がかかっているものです。

にもかかわらず、目の前のことへの対応に手いっぱいで、ストレスに自分が蝕まれてきていることすら気づかないことが少なくありません。

元々健康不安がある人はもちろんのこと、そうでない人でも、災害で体力が落ちて憔悴しきっているところへ、生活の不安から、家屋や調度品のダメージのショック、家族や親しい人たちの安否、仕事や学校のこと、さらには将来の心配までいろいろなストレスが迫ってくるのです。

このようなストレスは、自分では気づかなくても、徐々に私たちの健康を損ね、病気を引き起こすモトになることは、皆さんよくご存知でしょう。特に、体が弱っているときには要注意です。

災害などによって大きなストレスを抱えると、短期間に健康状態が悪化することも少なくありません。災害は去っても、体の機能が衰えて、体内年齢がいっきょに上昇してしまった……などということのないように気をつけたいものです。

ストレスホルモンが体を老けさせる

人はストレスを感じると、脳の視床下部からＣＲＨ（副腎皮質刺激ホルモン放出ホルモン）が分泌され、その刺激で、脳下垂体からＡＣＴＨ（副腎皮質刺激ホルモン）とβエンドルフィンが分泌されます。さらに、ＡＣＴＨに刺激されて、副腎皮質からコルチゾールが分泌されます。

「ストレスホルモン」とも呼ばれるコルチゾールは、体の非常事態のためのホルモンで、代謝や免疫など多彩な働きをもちますが、栄養の消化・吸収をしっかり行おうとするのを妨げる作用もあります。

このため、ストレスを強く感じていると、必要な栄養が不足し、歯周病が悪化したり、体のどこかに不調を生じたりすることになります。

一方、βエンドルフィンは、痛みや不安、緊張を和らげる働きがあります。

また、ストレスを感じたとき、自律神経では交感神経が優位になり、この刺激によって、副腎髄質からはノルアドレナリンなどが分泌されて、ストレスに対処しようとします。

非常事態に備え、生命維持のために脳や心臓に血流を増やして酸素の供給を増加。その結果、血圧は上昇、心拍数は上がり、消化器官は機能が低下して、唾液腺は分泌が減少します。呼吸は浅く、胸の鼓動は速まって、食べている場合ではなくなるわけですね。

こんな状態が続いたら、食欲は減退し、栄養も十分に摂れなくなってしまいます。自分では食べているつもりでも、ちゃんと吸収されておらず、心身ともにバランスがくずれて、健康が阻害されてしまうこともあります。

災害時ほど急激に大きなストレスがかかる状態でなくとも、日常の中でのさまざまなストレスによって、老け込んでしまうことはいくらでも起こり得ます。ほうっておくと、ふだんの生活の中で、災害時と似たような状況に陥ってしまうことも考えられます。

ストレスで免疫力が落ちそうなとき、口の中の状態が良くないと、この悪循環に拍車をかけることになるのです。そのために、日頃から若返りのための口内ケアを習慣づけませんか。

栄養の偏りが命取り！　避難食の危険とは？

災害などの避難所での食事と言えば、まずはおにぎりと相場が決まっているようです。どんな状況にあっても食べやすく、しかもガッツリとお腹を満たすことができるおにぎりは、避難食のエースと言えるでしょう。

これに、パンやカップめんなども、手軽に食べられるということで避難生活ではおなじみのメニューです。

でも、ちょっと待って。いくら非常時だからといって、とりあえず、おにぎりだけ食べていれば大丈夫、などと思ったら大間違いです。

おにぎりはもちろん、パンも、カップめんも、ほとんどが炭水化物。確かに、体力を維持するためにもエネルギーの摂取は不可欠ですが、それだけでは次第に体の働きが悪くなってきます。

被災して心身が疲労し憔悴している時こそ十分な栄養を摂る必要があるのに、これではみるみる体が老け込んでしまうことになりかねません。空腹じゃないから大丈夫、というのは危険！　カロリーと栄養は違うのです。

確かに、ヒトが生きていく上で「酸素と水」の次に大事なのはエネルギー（カロリー）といっていいでしょう。酸素がなければ数分で、水を飲めなければ数日で生命維持は困難になりますし、水があっても食事が全くできない、つまりエネルギーが摂れない場合は３週間程度で危険になるといわれています。

カロリーの原料になるのは、糖質（炭水化物）、タンパク質、脂質の３大栄養素ですが、それだけでは健康を維持することはできません。ビタミン・ミネラルなどで生命活動の歯車を回し、エネルギーをスムーズに生み出すことが不可欠なのです。

災害時の支援物資はどうしても糖質に偏りがち。特にタンパク質・ビタミン・ミネラルは不足となります。それが長期間続けば体の機能が鈍ってきて、あちこちに不調が生じることになります。

避難生活を余儀なくされている被災者のストレスはどんどん大きくなります。栄養の偏りがあればよりいっそう健康が損なわれるリスクは大きくなるといえます。

避難所に歯医者さん……今や常識

「災害時に、何で歯科検診？」

まだまだそう感じる人も少なからずいるかもしれません。

考えてもいなかった避難生活を送ることになって、疲労が抜けなかったり、何となく気分がすぐれなかったり、痛みや不調が出たりといったことは当たり前におきてきます。

気になる症状があれば、まずは全身の健康が心配になり血圧を測ったり、体温をチェックしたりするでしょう。でも入れ歯が合わない、歯が痛いなどの問題がなければ、口の中を気にするという人は、ほとんどいないのではないでしょうか。

ここに思わぬ落とし穴が待ち構えています。

もしかしたら、口腔のケアへの無関心が、あまりよくないと感じている体調をより悪化させているかもしれません。それに気づかないまま日々過ごしてしまっているのです。

これまで、被災地の支援活動を行ってきて、口腔ケアの大切さは心得ているつもりでしたが、現実に自分が被災の当事者になってみて、こういう非常時こそ歯医者の出番だと、身をもって感じました。

被災時には十分なケアができにくいことに加え、精神的なストレスが重くのしかかって、ほとんどの人は口の中の状態が悪くなっています。

前章で、被災者の多くはドライマウスと書きましたが、口の中が渇くというだけで、免疫力が低下して、いろいろな弊害が現れるのです。先ほどご紹介した患者さんの例にもあるように、短期間で症状が進んでしまうことは珍しくありません。

特に、もともと虫歯や歯周病のある人は、ケアがちゃんとできないことで、症状がさらに進んでしまいがちです。また、義歯を使用している場合には、口腔の衛生状態が低下しやすく、義歯が合いにくくなったり、炎症を起こしたり、ということもあります。

何より健康トライアングルのバランスが乱れることで、口の中だけの問題にとどまらず、体全体の不調や病気を引き起こすこともあります。

単に〝口の中が渇く〟というだけの話ではすまされません。たかが口の渇き、されど口の渇き――なのです。被災時こそ口腔に関心を持っていただきたいと思います。

そして、この考えを後押ししてくれる嬉しい知らせが舞い込んできました。強い台風や豪雨、そして頻発する地震などによる大規模災害時に、被災地の避難所での支援体制を強化する「災害用ポータブル歯科ユニット等配備のための予算」４億７０００万円が、２０

19年12月20日に閣議決定されたのです。歯科の各関連団体の努力と、歯科に理解のある政治家が増えてきた成果だと思います。

歯磨きができない恐怖とは

ふだんの生活の中で「歯磨きなんかしない」という人はほとんどいないと思います。でも、先ほども書いた通り、非常時となると「ちょっとくらい大丈夫」、「磨きたくてもちゃんと水も出ないし……」などと、口腔ケアは優先順位が下のほうへ置き去りにされてしまうことも珍しくないでしょう。

「歯磨きくらい」と高を括っていると、歯垢はどんどんたまって歯周病菌が活発になる温床となってしまいます。このことを明らかにしたアメリカ・インディアナ大学の実験があります。

それは、無治療の虫歯も歯周病もない健康な24歳の若者50人を対象にしたもので、彼らには3週間、歯を磨かずに過ごしてもらいました。

結果は、歯の表面に付着した歯垢が増え、中には、実験前には見られなかった歯肉の炎症を起こしている人もいたのです。しかも、被験者の58％は歯周病菌の毒素であるエンドトキシンの平均血中濃度が、健康な人では考えられないレベルまで上昇していたということです。

たった3週間のうちに、口の中で歯周病菌が繁殖して歯周病がはじまっただけではなく、歯周病菌の毒素が、すでに血管内に入って全身にばらまかれつつあるということがわかりました。歯周病菌と毒素が体のあちこちで悪さをすることについては、後ほど詳しくお話しします。

また、もうひとつ、ドイツ・ハノーバー医科大学で行われた興味深い実験についてもご紹介しておきます。

ハノーバーでは、健康な23歳の若者37名を集めてインディアナ大学と同様の実験が行われましたが、こちらは歯を磨かないことと動脈硬化との関係について調べるのが目的でした。

この実験からわかったのは、歯磨きをしなかった期間は動脈硬化の目安となる数値（マーカー）が上がり続けたということ。そして、歯磨きを再開するとすぐに、マーカーは以前のレベルに下がったそうです。

口腔内の状態が低下すると、たちまち細菌が増殖して動脈硬化をも引き起こすことが明らかになったわけですね。

非常時だからと口の中のケアをおろそかにしていると、そのリスクは口の中だけにとどまってはいないのです。ましてや、ストレスで免疫力が低下しているときには、そのリスクは何倍にも上昇するはずです。

ケアに十分な環境が整っていなくても、毎日の歯磨きは怠らないように。特に、磨き残しがあると、細菌が繁殖する環境を整えてしまうことになりますから、磨きにくいところも念入りに磨くように心がけたいものです。そのためにも、平穏な今のうちに、歯科で磨き方について指導を受けておくとよいでしょう。

口の中がカラカラの危険

大事な仕事のプレゼンのとき、また大勢の人たちの前でのスピーチで、緊張のあまり口の中がカラカラに渇いたという経験のある人も多いのではないでしょうか？

あるいは、大きなミスをしでかした、アクシデントに巻き込まれた……等々、日常の中でも、口が渇くことはそう珍しいことではありません。

私たちの体には生理的な活動を無意識にコントロールする興奮系の交感神経と、リラックス系の副交感神経という「自律神経」が備わっていてバランスをとっています。

緊張すると、体内では交感神経が優位になり、呼吸循環器系は活発になる一方で、消化器系は活動が低下し、唾液の分泌も減少します。

反対に、おいしそうな料理を目の前にしたときなど、思わず食欲が刺激されて唾液がたくさん出てきます。副交感神経が優位になって、リラックスして消化器系が活発になっているのですね。

要するに、危機が迫っていたり、強いストレスがかかったりして緊張が高まっていると、「食べている場合じゃない！」と体が緊急時の態勢に入っているというわけです。

ちょっとした緊張からくる渇きなら、通常は水を飲んで口の中を潤せば、じきに治まることがほとんどです。

しかし、強いストレスが続き、口の中が渇いた状態がずっと継続するとドライマウスが進行します。水を飲んだくらいでは渇きが治まらず、ひどくなると話しにくくなったり、ものが食べにくくなったりします。また、口の中がネバネバすることもあります。

唾液には抗菌作用・洗浄作用があって口腔をきれいに保つ働きがありますが、唾液が出なければ、当然この作用は弱まります。そのために歯垢がたまりやすく、虫歯が増えたり、歯周病が悪化したりします。と同時に、咀嚼障害や嚥下障害なども起きやすくなるのです。

また、口の中の苔やカビにも注意が必要です。ふだんなら唾液が洗い流してくれる舌苔《ぜったい》(舌の付着物)がこびりついてしまって、口臭のモトになることもあります。

さらには、口の中の乾燥によってカビの一種・カンジダ菌(真菌)が増加し、口腔カンジダ症を起こしやすくなります。これは、味覚障害や口内炎の原因となることがあります。

そして何より、緊張状態が続いて食欲が低下するだけでなく、咀嚼障害や嚥下障害などで食べものが食べられなくなることは、大きな問題です。必要な栄養が十分に摂れないというのは、全身の健康をキープするのが難しくなることです。

怖い病気を引き起こさないためにも、早めに十分な口腔ケアを。ストレスが避けられない状況にあっても、できるだけ口の中の乾燥を長引かせないようにしたいものです。

口内環境最大の守り神・唾液に注目!

口の中が渇くことの怖さは、多少なりともおわかりいただけたでしょうか。

そんな危機的状況を避けられるかどうかは、一にも二にもズバリ、唾液の出方次第。元気な唾液をたっぷり出して、口の中をきれいに若々しく保てるかは、あなたの唾液にかかっているのです。

そんな大事な口内の守り神なのに、唾液なんて、ただ食べ物を噛んで飲み込むためだけの水分補給――くらいにしか思っていない人が、意外に多いようです。

これは、信じられない誤解。いえ、とんでもない認識不足です。

唾液には、消化作用だけでなく、強い抗菌作用もあります。また、最近では、唾液が脳に影響を与えているという研究成果もあります。

特に、外から入り込んでくる病原体などと戦って、私たちの体を守ってくれる、唾液の頼もしい抗菌・免疫パワーは見逃せません。

口は食べたり飲んだり、また呼吸をしたりするたびに、体の外からいろいろなものが入り込んでくる、文字通り、入り〝口〟です。中には、細菌やウイルス、ＰＭ２・５のような有害なものも紛れ込んできます。

そんな悪いヤツが体内に侵入しようとしているときに、これをブロックしているのが唾液の中のネバネバ成分であるムチンや、免疫グロブリンＡ（ＩｇＡ）と呼ばれる物質です。

また、唾液に含まれるリゾチームやラクトフェリンは、その強い抗菌作用を発揮して、細菌を撃退しています。ラクトフェリンのほうは、腸内細菌にもよい影響を与えることがわかっています。最近、サプリメントや健康食品などでもその名を聞くことが多くなったのではないでしょうか。

これらの成分が働いて、唾液は、しっかりと口腔の守護神としての役割を果たしているわけです。

もし口がカラカラになって、唾液が出にくくなってしまったら、言うまでもなく、これらの頼もしい成分たちも活躍する場を失ってしまいます。そんなことのないように、口の渇きには十分にご用心を。

第１章のまとめ

●災害などによって大きなストレスを抱えると、ほとんどの人が口の中の状態が悪化。短期間に健康状態が悪くなり、体内年齢が上昇する。

●災害などの避難所での定番の食事「おにぎり」では栄養不足で、健康を維持できない。

●３週間、歯を磨かないだけで、口の中で歯周病菌が繁殖して歯周病がはじまり、歯周病菌の毒素が、血管内に入って全身にばらまかれる。

●強いストレスで、口の中が渇いた状態が続くとドライマウスが進行。

●緊張すると、体内では交感神経が優位になり、呼吸循環器系は活発になる一方で、消化器系は活動が低下し、唾液の分泌も減少する。

●口内環境最大の守り神は唾液！

●唾液には抗菌作用・洗浄作用があって口腔をきれいに保つ働きがある。特に、外から入り込んでくる病原体などと戦って、私たちの体を守ってくれる。

第2章

あなどれないスーパーヒーロー唾液の力

唾液は若返りのバロメーター

口の中が元気でないと全身の健康をキープするのは難しいし、体に不調があれば、口の健康も危うくなってきます。若返りどころか、不健康でめっきり老け込んでしまった……などということにならないとも限りません。

口腔内のよい状態を維持するのに、唾液が非常に重要なことは、前章でも述べてきました。その抗菌、免疫作用などによって、口の中の守護神のような存在であることはわかっていただけたと思います。

ただ、唾液のパワーはそんなところにとどまってはいません。

唾液の研究はどんどん進んで、最近では、若返り効果が期待できるいろいろな成長因子が含まれていることもわかっています。そのいくつかをご紹介しましょう。

新陳代謝を促すEGF

上皮成長因子のＥＧＦ（Epidermal Growth Factor）は、化粧品の成分としても使われているタンパク質の一種です。主として、唾液腺から分泌されています。

この働きは、皮膚や粘膜の新陳代謝、傷の治癒などを促進するという、まさに若返りのためにあるような成分です。

ＥＧＦは、口腔内の傷などの治癒や胃粘膜の保護にも関わっていますが、特に口腔内の手術の後などに分泌が増えることから、皮膚や粘膜の増殖に重要な役割を果たしていると考えられています。

また、涙や唾液の分泌に障害が起きるシェーグレン症候群（自己免疫疾患）を発症している場合には、唾液の分泌量の減少に伴ってＥＧＦも減少します。そのために唾液の質が低下することから、より症状が重くなるという傾向があるようです。

ＥＧＦの量は男女とも20代をピークとして減り始め、50歳以上の男性では３分の１以下、女性では10分の１以下に減少するといわれています。このことからも、老化との関係が深いことがうかがえます。

認知機能の改善に働くNGF

神経成長因子のNGF（Nerve Growth Factor）は、主要な唾液腺のひとつ・顎下腺から分泌されます。アルツハイマー型認知症に対して栄養成分として作用し、機能の改善に働くことが報告されています。

認知症患者に行った認知症機能テストMMSEでは、その得点と唾液中のNGFの濃度との間に相関関係が見られています。NGFは、年齢が上がるほど減少しますが、残っている歯の数が多いほどNGFは減らず、MMSEの得点も高い傾向が認められています。

2005年には、脳内にNGFを投与したアルツハイマー型認知症患者8例のうち6例に、認知機能検査での改善が見られたそうです。

このNGFの唾液中の濃度については、年齢や性別、歯の数との関係は認められていませんが、唾液中のNGFの量は、加齢とともに減少し、特に70歳以上ではその傾向が顕著なことがわかっています。また、女性よりも男性、歯がない場合よりも歯がある場合のほうがＮＧＦ量は高い数値を示しています。

さらに、１分あたりの唾液量が増えると、唾液中のＮＧＦの量は著しく増加することから、ＮＧＦの量は、加齢、かみ砕く（咀嚼）機能、唾液量に影響されることがわかります。

すなわち、口腔内環境を整えればＮＧＦ量が増え、脳の若返りが期待できるということになります。

不安に負けず、脳を活性化するＢＤＮＦ

脳由来神経栄養因子のＢＤＮＦ（Brain-Derived Neurotrophic Factor）は、脳内の神経細胞の維持や成長、分化を促す作用を持つタンパク質。学習や記憶、思考などにおいても重要な働きをしています。また、ほかにも網膜、運動、ニューロン、腎臓、唾液腺、前立腺などに作用することがわかっています。

最新の研究では、唾液腺のＢＤＮＦの量が多くなる遺伝子を移植したマウスでは、血中ＢＤＮＦと脳の中の海馬での総ＢＤＮＦ量に軽度の増加が認められて、不安に対して強い性質を持つことがわかりました。

というのは、唾液のBDNFは血液に移行した後、海馬でのBDNF量を増加させます。これによって、最終的にグルタミン酸から産生される脳内神経伝達物質のγ-アミノ酪酸（GABA）が増加します。GABAには抗不安作用があり、神経を落ち着かせる働きをすることが認められています。

この結果により、唾液腺でつくられた物質は活性の高い状態で脳に移行して、脳神経細胞に作用できることが明らかになりました。

唾液腺は脳と近いこともあり、「唾液腺は脳に影響を与える臓器である」という、新しい概念を示した研究と言えます。

唾液が減ったら要注意！

皮膚に粘膜に、そして脳にも力強い働きかけをしている唾液の成長因子や栄養因子たち。これらの働きによって脳が元気で認知症がないことはもちろん、皮膚や粘膜の元気も精神の健康も維持されることは、そのまま若さにつながります。

このような唾液の成分にしっかり働いてもらって若返るためには、唾液の量を減らさないことが何よりも重要になってきます。唾液が減ってくると、心身ともに老け込んでしまうことにもなりかねません。

大事な唾液の量は、加齢とともに減少していきます。その原因は、唾液腺の働きが低下してくることにもありますし、抗ヒスタミン剤や鎮静剤、降圧剤などいろいろな薬の副作用のために唾液の分泌が抑えられることもあります。

そして前章で触れてきたように、強いストレスによっても唾液が出にくくなってしまうのです。

唾液の分泌が減ってくると、ふだんは潤っている口の中がネバついてきます。さらに、舌の上に唾液の泡が見られるようになったら、口腔内の渇きが進んでいることの表れです。唾液の減少がひどくなると、口の中はカラカラに乾燥して、ものが食べにくくなることもあります。

口の中は自分でもチェックしやすいので、ふだんからよく注意しておきたいものです。例えば、舌の表面に厚い舌苔が見られる場合などは、口腔の状態が悪化しています。舌の表面が黄色くなっていたら、たとえ自覚症状がなくても全身の健康バランスが崩れてきている証拠です。

また、舌が白いとき、あるいは逆に真っ赤になっているようなときには、胃や腸の不調、貧血などが疑われますので、注意しないといけません。私の医院では、診療で口の中の写真を撮る場合に、必ず舌の写真も撮って記録に残しています。そのくらい全身の健康状態は舌にも表れやすいのです。

もっとよく口の中の乾燥状態を知りたい場合には、口腔粘膜の湿潤度を調べる測定器を使用している歯科もあります。口の中の渇き具合が数値で示されるので、わかりやすいと思います。唾液減少の対策に人工唾液というのもありますが、これはいわば対症療法ですから、口が渇きやすい本当の原因を考える必要があります。

また、食事のときに、水分をたっぷり摂らないと食べられない人もいます。唾液がちゃんと出ている人なら、本来はそんなに水分を摂る必要はないのです。

特に子どもの場合では、食事のときにやたらと水分を摂らせるのは考えもの。唾液を出す必要がなくなるため、本当に必要なときに唾液が出にくくなることも考えられるので注意したほうがよいでしょう。

柔らかい食事が老化を進める本当の理由

唾液をたくさん出すためには、よく噛むことが効果的です。しっかりと味わいながら噛むことで味覚が刺激されると、さらに唾液の分泌が活発になります。そうすれば、唾液に含まれる若返りの成分が、口の中にたくさん出てくることになります。

最近では「ひと口30回」、つまり、ひと口食べたら30回噛むというのが定着しつつあります。

でも、実際のところは、わかってはいるけど30回も噛んでいられない……そんな人が少なくないようです。それほど現代人は忙しくて、食事に時間をかけていられないということなのでしょうか。

それもあるかもしれませんが、噛むことが少ない原因としては、加工度の高い食べものを多く摂りがちということが挙げられます。よく加工されている食べものは、ほとんどが柔らかくて食べやすいために、それほど噛む必要がないわけですね。

その代表的なものが、ファーストフードです。こういうものだけ食べていると、しっかり噛む習慣はなかなか身につかないかもしれません。

歯がほとんどなくなって咀嚼が難しい高齢者ならともかく、丈夫な歯がちゃんとあるにもかかわらず柔らかなものばかり食べていたら、将来は噛まないのではなく、本当に噛めない老人になってしまうことでしょう。

65歳以上の4000人余を4年間追跡したある調査によれば、自分の歯が20本以上ある人と比べて、自分の歯がほとんどなく義歯も使用していない人の認知症の発症リスクは、平均1・85倍も高まるという結果が出ています。

また、同じく65歳以上の地域住民を9年間追跡した調査では、何でも食べられると感じている人は、そうでない人と比べると死亡率が1・63倍低いという結果が報告されています。

これは無視できない数字ですね。脳や唾液腺を刺激しながらよく嚙んで、唾液をたっぷり出しましょう。柔らかいものばかりでなく、歯ごたえや食感も楽しみながら。

早食いグセのある人は、飲み込む前にあと10回、せめて5回でも余分に嚙むようにしませんか。それが、若返りの裏技になるかもしれませんよ。

見た目年齢と体内老化は正比例

「この女性、何歳に見えますか?」

という質問に答えた人たちが、本当の年齢を聞いていっせいに「えー!!」。

最近よくこんな光景をＣＭで見かけませんか。驚きの正体は、ほとんどが実際の年齢よりもはるかに若く見えること。羨望の混じった「えー」のようです。

誰でも、毎年ひとつずつ年をとります。これは「暦年齢」といって、どうあがいても何をしようとも、どうにもならないこと。でも、見た目年齢が実際の年齢よりも若ければ幸せですよね。

整形手術などに頼らず見た目年齢を若く保つポイントは、体の内側から元気になって、体を老けさせないこと。これに尽きます。どこかに不調や不安があれば、心からの笑顔になるのは無理。顔色、肌のハリ、体の動きも悪くなります。

見た目年齢が若い人は、実は体内年齢も若いということが医学的にも解明されはじめています。骨も筋肉も血管も神経も……体の中から若々しい人は、見た目も老け込むことはありません。

そして、体内の若さを保つには口の中の状態が大いに関わるということを忘れないでください。

歯の老化は骨年齢を上げる

骨密度は20歳前後をピークとして、男性は加齢に応じてゆっくりと、女性は閉経後急激に減少して骨粗しょう症になる人が増加します。それだけ、骨年齢が老化してしまっているわけですね。

骨粗しょう症の人はそうでない人に比べて、歯周病であったり、歯槽骨《しそうこつ》が溶けてしまっていたりする割合が高いことが認められています。

骨の原料のカルシウムは小魚などの比較的歯ごたえのある食物に豊富です。歯周病などで噛むのに支障が出てくると、そのような食べものからのカルシウムの摂取が難しくなります。

カルシウムは骨を作るだけでなく、筋肉の動きを調整したりと多彩な機能を持っています。そのために必要なカルシウムが不足すれば、足りない分を自分の骨から取り出さないといけなくなります。

すると、骨粗しょう症に拍車がかかり、骨年齢の老化はますます進んでしまうのです。

筋肉の老化「サルコペニア」

加齢に伴って、筋肉量や筋力が減少することを「サルコペニア」と呼びます。この症状が進むと、自由に体が動かせず、介護が必要になるリスクが４倍前後も上昇するという調査結果があります。

高齢になると転倒による骨折が多くなります。これは、筋力が衰えていることが大きな原因ですが、歯の噛み合わせが悪いために体のバランスが取りにくく、転倒のリスクが高まることもあります。

筋肉の老化と言えるサルコペニアを起こす要因として、男性では多様な食べものが摂れているか、女性ではよく噛めるか……ということが関わっているそうです。

口の中のコンディションが、筋肉年齢にも影響をしていることがわかります。

歯周病で血管年齢が上がる

血管年齢、つまり動脈硬化の進み具合は、冠動脈が狭くなって狭心症や心筋梗塞のリスクが高まる率や、CIMT（頸動脈内中膜複合体厚）などで評価されます。

特に、全身的な細菌感染が進んでいる歯周病患者では、冠動脈病変が見られる率は、歯周病のない人の1・75倍、また平均CIMTは歯周病のない人より平均0・03ミリ厚くなっているというデータもあります。

まずは歯周病を改善するということが、血管を若返らせるのにとても重要になってくるわけです。

噛めば神経が若返る

噛むことは、唾液腺を活性化するだけでなく、中枢神経を刺激して脳細胞の減少を抑える効果があります。

先ほど、自分の歯が20本以上ある人は、歯がほとんどなくて義歯も使っていない人よりも認知症の発生リスクが低いというデータを紹介しました。

ただ、自分の歯ではなくても義歯をキチンと使用していれば、歯がある人とそれほど差はなかったそうです。

つまり、自分の歯であろうと義歯であろうと、よく噛むこと自体が神経年齢を若返らせることにつながるのです。

栄養は吸収されて初めて意味がある

体を若く元気にしたいなら、体によいものをたくさん食べればいいんでしょ、とばかりむやみに食べものを口にしても、すべてが体の栄養になるわけではありません。それが、ちゃんと消化、吸収されなければ、体内で役に立たない。つまり栄養にはならないのです。

口腔は消化器官の入り口で、消化のスタート地点です。食べたものを栄養として摂り込みやすいように分解するのが消化ですが、消化には消化酵素が不可欠で、そのトップバッターが唾液に含まれるアミラーゼです。

口の中で噛み砕かれた食べものは、唾液と混ざって胃へ送られます。胃では胃液中のペプシン、十二指腸では膵液、胆汁のリパーゼなどの消化酵素が順に加わって小腸へ。そして、ほとんどが小腸で吸収されます。

この消化・吸収のリレーでは、まず口の中での咀嚼や唾液分泌の能力が、消化の機能を左右します。噛む力と、唾液の出方が非常に重要になるわけです。入り口でコケたら、その後のリレーがスムーズに進まなくなります。

また、腸内環境のよしあしも、消化・吸収の働きに影響します。善玉菌が減って悪玉菌が増えているなど腸内の細菌のバランスがくずれていると、腸管の上皮細胞の状態が悪くなり、消化・吸収の機能が低下してしまいます。

いくら栄養のあるものを食べても、消化・吸収の力が衰えていると、自分の身にはなりません。

しっかり噛むこと、唾液をたっぷり出すこと、さらは腸内環境と関わりが深い口腔内のコンディションを十分に整えておくことが、栄養を効率よく摂取するうえで欠かせない大事なことなのです。

唾液を助ける抗酸化の助っ人ビタミンC

ものを食べるとき、唾液がしっかり出ないと、消化・吸収の力を十分に発揮できません。また、咀嚼や嚥下の働きも悪くなりますし、口内の自浄作用、殺菌・免疫、皮膚や粘膜、脳の働きなどにも影響することは、すでにお話しした通りです。

若返りのキーとなる、この唾液を分泌するのは唾液腺の役割で、それを担っているのが耳下腺《じかせん》、顎下腺《がっかせん》、舌下腺《ぜっかせん》の３つの大唾液腺と、口腔のあちこちにある小唾液腺です。

これらの唾液腺は、酸化に弱いという特徴があります。そのため、ビタミンCなどの酸化に対する抵抗力のある栄養素を必要とする臓器です。

例えば、抗酸化物質として知られるコエンザイムQ10（CoQ10）を摂ると、唾液腺の機能が向上することがわかっています。CoQ10は、エネルギー代謝などにも欠かせないビタミン様物質です。

40年以上も前の実験ですが、モルモットにビタミンCを摂らせ、６日後に体内の臓器を調べたというものがあります。

その結果、中枢神経や下垂体、唾液腺、副腎、胸腺、精巣、網膜、水晶体などで、高い濃度のビタミンCが測定されたそうです。

そもそもビタミンCは水溶性で、摂ってもすぐに排出されてしまうと考えられてきました。しかも、動物は基本的に自分の体内でビタミンCを合成できますが、モルモットは、人間と同様に体内でビタミンCを作ることができません。

この調査の結果はつまり、脳や副腎や唾液腺ほかビタミンCを必要とするところには、摂取したビタミンCがしっかりと貯蔵されているということを示しています。

実は、体には「需要が大きい臓器に栄養素は集結する」という、よくできたシステムがあるのです。もちろん、体内で十分に作れない栄養素であれば、自分でしっかり摂取しないと、臓器まで届かないことは言うまでもないでしょう。

必要とする栄養素は臓器によって違いますし、特に不調がある場合には、その臓器に必要な特有の栄養素が欠乏している場合があります。一人ひとりが最適な栄養素を、必要な量だけ摂って不調を解消するのが、私がずっと取り組んでいる「オーソモレキュラー栄養医学」の基本です。

ところで、ビタミンCと言えば「美肌！」と思う人もいるかもしれませんね。確かに美容効果もありますが、体内の優先順位は生命活動を維持することが上。肌にまでビタミン

Cが行き渡るには相当量のビタミンCを摂る必要があります。

ですから、ビタミンCをたっぷり補給し、唾液腺の酸化を防いで機能をアップすれば、唾液の力で体の内側から若返れるはずです。おまけに、美肌の副産物も期待できるかもしれませんよ。

口の中の悪化は誤嚥のリスクを招く

口の中がカラカラに渇いていると、食べものや飲みものが飲み込みにくくなり、誤嚥性肺炎のリスクが高まります。

肺炎は、がん、心疾患に次いで、日本人の死因の第3位、10％近くを占めている重大な病気です。特に、嚥下に問題があるような高齢者の場合は、十分な注意が必要です。

本来なら食べものがノドを通過するときには、気管が閉じて食べものは食道から胃へと流れていきます。ところが、この一連の嚥下運動がうまくいかないと、食べものや唾液が気管に流れ込む「誤嚥《ごえん》」を起こしてしまいます。

健康な人なら、水や食べものが気管に入っても、たいていの場合はむせて咳き込めば排出できますが、嚥下に問題がある場合はむせることがうまくできません。そのため、唾液や食べものと一緒に、口腔内の細菌が気管から肺へと流れていって肺炎を起こしてしまうわけです。

これが誤嚥性肺炎ですが、特に高齢者では、誤嚥の自覚がないままに肺炎が重症化してしまうことが多く、大変危険です。

食べたり飲んだりする場合には、嚥下がしっかり出来ているか気をつけることが大切ですが、ケアをよくして、口の中をきれいにしておくことも肺炎の予防に有効です。

そのことを証明している、次のようなデータもあります。

要介護高齢者への2年間の追跡調査ですが、口腔ケアをした場合としない場合とを比較したところ、ケアを行っている場合では、肺炎の発症率が40％も下がるということがわかったのです。

また、肺炎の高齢者から検出された細菌を調べると、口の中の細菌と一致することがよくあります。肺炎の原因の多くは、口腔内の細菌なのです。そんなことからも、口腔ケアの大切さはおわかりいただけるのではないでしょうか。

あなたの飲み込む力は大丈夫？

誤嚥性肺炎の怖さについて前項で触れましたが、「まだまだ自分は大丈夫」と思っている人のために、簡単に自分の飲み込む力をチェックできる反復唾液嚥下テストをご紹介しましょう。

食べものを口にして、それをちゃんと消化・吸収していくためには口周り、つまり、唇とその周辺の筋肉、歯、舌などのスムーズな連携プレーが欠かせません。どれかひとつでもうまく働かないと、むせたり、こぼしたりしてしまいがちです。

そのような状態を続けていると、栄養が十分に摂れなくなることもありますし、誤嚥性肺炎のリスクも高まります。

唾液をたっぷりと分泌できること、それをスムーズに飲み込めることは、若さ、健康を維持する大事なポイントとなります。

反復唾液嚥下テスト

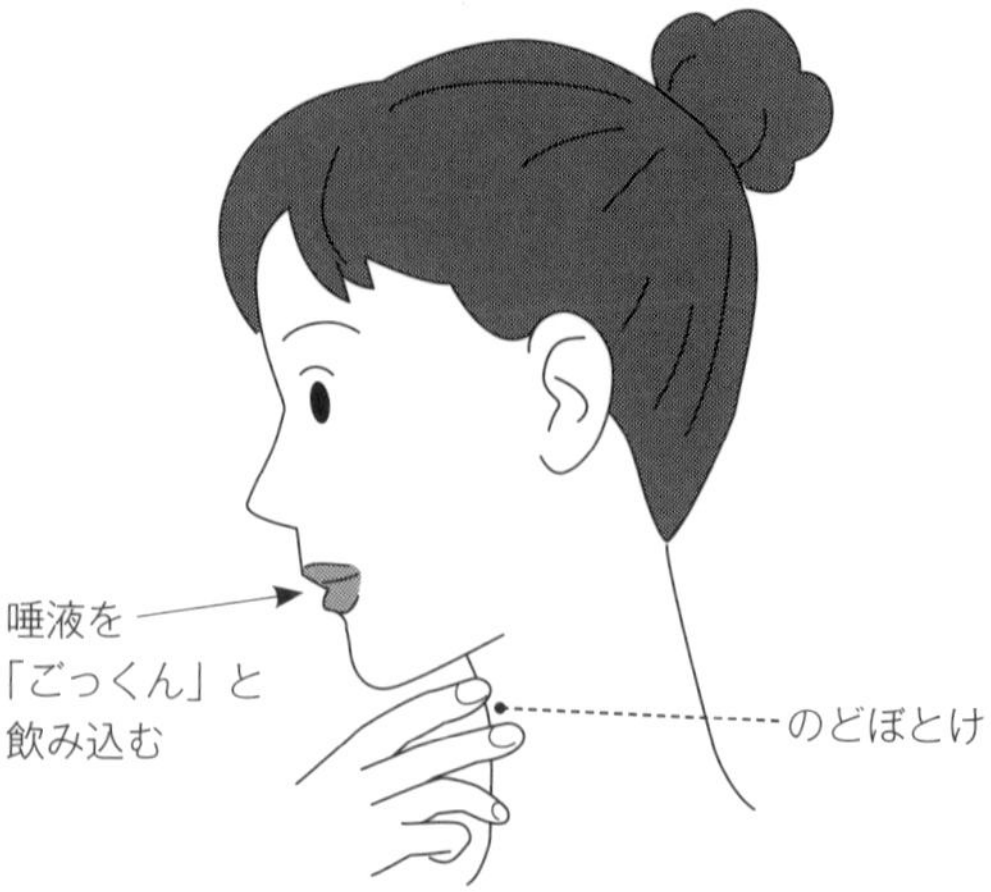

反復唾液嚥下テスト（RSST）

①のどぼとけの上に、2本の指をあてます。
②そのまま、唾液を「ごっくん」と飲み込む動作を行います。
③嚥下のとき、のどぼとけが指を乗り越えて上方へ動き、終わると元の位置に戻ることを確認します。
④「ごっくん」の動作を繰り返し、30秒間で何回できるかを記録しておきます。

この嚥下運動が3回以上できれば、一応安心してもよいでしょう。2回以下なら、嚥下の機能が弱まっている可能性があります。

口腔ケアをしっかりしておくのと同時に、次頁の唾液腺マッサージ、第4章のおしゃべり筋トレ、第5章の舌のトレーニングなどを併せて行うとよいでしょう。

口の周りの健康は誤嚥、病気を防ぐためだけでなく、栄養摂取の面からも、また、人と食事を楽しむなど、ずっと社会性をもち続けて若さを維持するためにも大変効果的です。

マッサージで唾液が出る！

口の中の守り神にして、若返りのスーパーヒーローでもある唾液……自前でたっぷり出して、さまざまなパワーを享受したいものですね。

唾液の供給元は、ご存知のように唾液腺です。耳下腺、顎下腺、舌下腺という３つの大きな唾液腺と、口唇腺《こうしんせん》、頬腺《きょうせん》をはじめ口腔のあちこちにある小唾液腺から唾液は分泌されています。

また、唾液には、食事などの刺激によって分泌される「刺激時唾液」と、ふだんから少しずつ出ている「安静時唾液」があります。

安静時唾液では、耳下腺から25％、顎下腺から60％、舌下腺から7～8％、残りが小唾液腺から分泌されています。

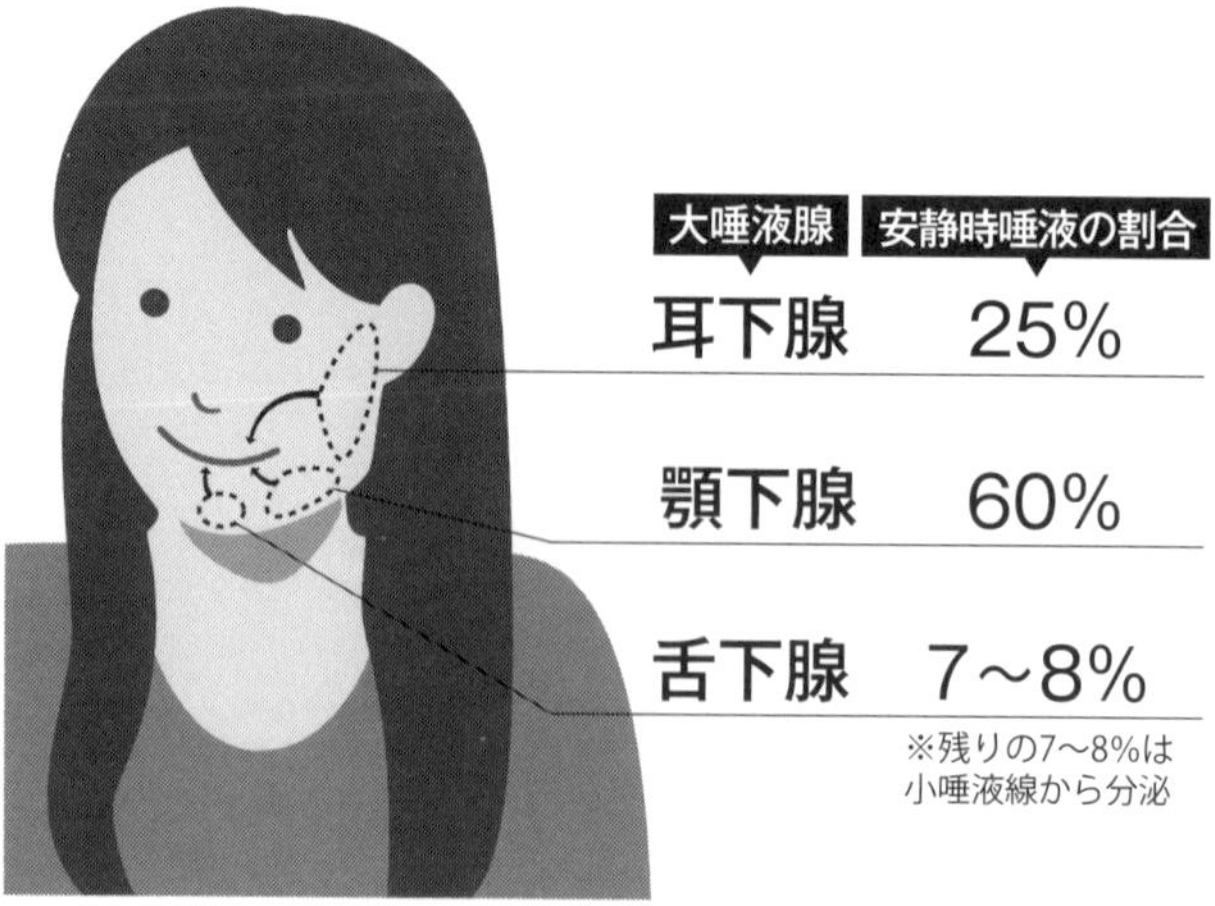

これが、刺激時唾液になると、耳下腺からの唾液の分泌量がぐんと増えて、50％以上になります。

唾液の量は、通常1日に1000〜1500mlくらいが分泌されています。安静時は0・3〜0・4ml／分、刺激時は1〜2ml／分程度。ただ、睡眠時には唾液はほとんど分泌されません。

前にも書いた通り、加齢やストレスその他の原因で唾液の量は減少することがあります。そのために、口の中のコンディションは悪化して、いろいろな弊害が起きてしまうことになります。

そんなことのないように、日頃から唾液の分泌を活発にすることを意識しておきたいもの。例えば、ひと口30回以上噛むのもそのひとつですが、ときどき唾液腺を軽くマッサージしてみるのもよいでしょう。

ポイントは、食事などの刺激によって分泌が盛んになる刺激時唾液よりも、ふだんからジワジワと流れている安静時唾液の分泌を促すこと。それには、特に顎下腺をマッサージするのが、より効果的です。

口の底、顎骨下方の内側にある顎下腺のあたりを、指でやさしく軽く押すようにマッサージしましょう。いわゆるアゴの「エラ」の内側、少し前方あたりです。

耳下腺は耳の前の下方、舌下腺は顎のとがったところの内側のくぼみ、このふたつの唾液腺も、同様に軽くマッサージしておきます。

手に唾するのはネバネバ唾液？

「よし、やるぞ！」というときに、昔はペッと両手に唾を吐きかけて……という姿が、時折見受けられました。これは、何か道具をもつ手がすべらないように、すべり止めの目的で行われたようですが、万全の態勢で気合を入れているわけですね。

今なら、こんなことをやると「うわっ、キタナイ～」と嫌がられそうですが、気合が入るのはわからないでもありませんね。

気合が入っている場合だと、自律神経の交感神経が優位になっているということですから、唾、つまり唾液は少々出にくくなっています。ストレスを感じているときと同様に、粘り気のある唾液になっているはずです。これは「粘液性唾液」と呼ばれています。

このネバネバの正体は、ムチンというタンパク質の一種です。この成分のことは、前にもちょっと触れた通り、口から侵入してきた細菌などをブロックする役目をしています。と同時に、口の中の粘膜を保護したり、保湿したりするなど口と体を守る大事な働きをしています。

一方、食事をしているときなど、副交感神経が優位のリラックスしている場合には、サラサラした唾液が多く分泌されます。これは「漿液性唾液《しょうえきせいだえき》」と呼ばれ、唾液アミラーゼなど消化酵素をたくさん含んでいて、消化吸収をサポートする役割があります。特に、食べものと混ざって水分を与え咀嚼をしやすくすると同時に、飲み込みやすくして食道へスムーズに送り込むのも、この唾液の働きのひとつです。

このサラサラの唾液のほうは、主に耳下腺、顎下腺から分泌され、粘り気のある唾液のほうは、主に舌下腺、顎下腺から分泌されています。

唾液は約99・5％が水分でできています。水分以外の残り0・5％は、カルシウム、リン酸、ナトリウムなどの無機成分と、ムチンやIgA、ラクトフェリン、リゾチーム、アミラーゼなど免疫や抗菌の有機成分が含まれています。

ほとんどが水分なのですが、有能な成分の働きによって、サラサラだったり、ネバネバだったりうまく使い分けながら体をサポートしてくれているのです。

唾液を出すには「うす昆布茶」！

梅干しを見ると、条件反射の結果、口の中にジワっと唾液が出てきますよね。以前に梅干しを食べて酸っぱかった経験が脳に記憶されていて、見ただけで唾液が出るわけです。口に含めば、さらに唾液の分泌が進みます。

唾液をたっぷり出すことは、若返りの特効薬です。

そのためには、食べものを口に入れたら、しっかり噛んで唾液腺を刺激することが、手っ取り早く、しかも効果の高い方法です。できるだけ歯ごたえのあるものを摂ることと同時に、唾液の出やすい食べものを食べるというのもよいでしょう。

梅干しのほかにも、唾液の分泌を促すことがわかっている食べものがありますので、いくつかご紹介します。

●すっぱいもの

梅干しだけでなくレモンを口にしたときも、唾液が盛んに出てきます。これは、クエン酸の酸味によって口の中が刺激されているのです。

クエン酸は、柑橘類などに含まれる有機化合物で、充足することで疲労物質の乳酸を分解するため、疲労回復の効果もあります。

●だしの「うまみ」

日本人になじみ深い昆布や鰹節の出汁《だし》。それぞれグルタミン酸、イノシン酸という成分です。甘味、塩味、苦み、酸味に続く第5の味覚「うまみ」として世界的に認知され、海外でも「UMAMI」で通じるまでになっています。

この「うまみ」に強力な唾液分泌促進作用があることがわかってきました。酸味を感じた時よりも長時間、持続的に唾液を増やすとのデータもあり注目されています。

利用法は、3倍に薄めた「うす昆布茶」を携帯し、こまめに飲むこと。これは「うまみ」研究の第一人者、笹野《ささの》高嗣《たかし》・東北大学名誉教授の考案です。

●納豆

納豆のネバネバ成分のポリグルタミン酸（γ－ＰＧＡ）というアミノ酸の一種には、唾液の分泌を持続的に促進する効果があります。

非常に高い保湿効果もあり、マウススプレー、化粧品などにも使われている成分です。それに加えて、良質な大豆タンパク質や、納豆菌がつくり出す血液サラサラ効果のある酵素、ナットウキナーゼまで摂取できるのですから、若返りには、もってこいの食べものかもしれませんね。

●ガム

よく噛むということなら、やはりガムが手軽かもしれません。長めに噛み続けることで、唾液の分泌を促進します。日常的に噛むのですから、虫歯予防効果のあるキシリトール入り、歯の再石灰化効果のあるガムがよいでしょう。

もしあなたにかかりつけの歯科があるなら、「キシリトールガム欲しいんですが」ときいてみましょう。市販品ではキシリトール１００％の製品は入手が難しいので、医療機関専売のものが理想的です。

第2章のまとめ

●唾液の成長因子や栄養因子は皮膚に粘膜に、そして脳にも力強い働きかけをしていて、精神の健康も維持され、そのまま若さにつながる。

●唾液の成分にしっかり働いてもらって若返るためには、唾液の量を減らさないことが何よりも重要。

●大事な唾液の量は、加齢とともに減少する。

●唾液を助ける抗酸化の助っ人はビタミンC。

●すっぱいもの、だしの「うまみ」、納豆を食べると、唾液が出やすくなる。

●舌の表面の舌苔は、口腔状態の悪化の表れ。舌が黄色くなるまで放っておくのはNG。

●舌が白いとき、あるいは逆に真っ赤になっているようなときには、胃や腸の不調、貧血などの疑いあり。

●唾液をたくさん出すためには、よく噛むことが効果的。ひと口食べたら30回噛む。

第3章

老化と大病の大敵！「歯周病」は想像以上に怖い

知らずの炎症からはじまる全ての病

若々しく年を重ねたいと思っても、自分の歯がだんだん減って食べたいものも制限されて……ということになったら、人生の楽しさも半減してしまいますね。

そのように歯を失ってしまう最大の原因となるのが、歯周病です。

歯周病は、歯と歯肉の間にある歯周ポケットから細菌が入り込んで、歯周組織が炎症を起こすもの。細菌が歯を支えている歯槽骨を溶かしてしまい、最終的には歯が抜けてしまう、歯肉と骨の感染症です。

早ければ、10代から初期症状がはじまることもあり、40代、50代で患者数が急速に多くなります。

２０１７年の厚生労働省の調査では、歯肉炎・歯周疾患の総患者数は約３９８万人（男性約１６２万人、女性約２３６万人）で、３年前の前回調査より66万人以上増加しています。

この数字は、継続的な治療を受けていると推測される患者数ですから、自覚症状がなか

歯の構造と歯周病

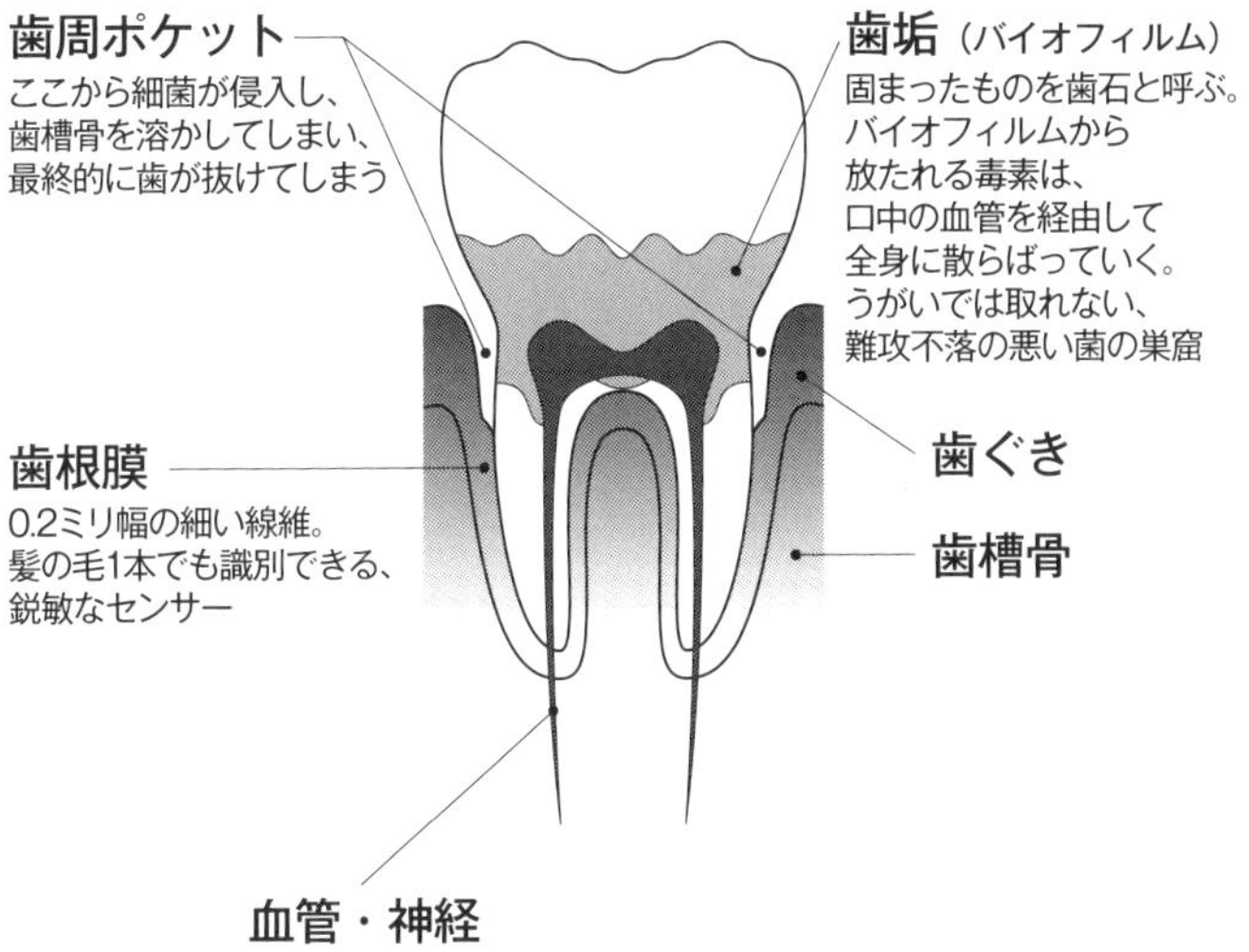
歯周ポケット
ここから細菌が侵入し、
歯槽骨を溶かしてしまい、
最終的に歯が抜けてしまう
歯垢（バイオフィルム）
固まったものを歯石と呼ぶ。
バイオフィルムから
放たれる毒素は、
口中の血管を経由して
全身に散らばっていく。
うがいでは取れない、
難攻不落の悪い菌の巣窟
歯ぐき
歯根膜
0.2ミリ幅の細い線維。
髪の毛1本でも識別できる、
鋭敏なセンサー
歯槽骨
血管・神経

ったり、あっても治療を受けていなかったりする人は、その何倍にも上ると思われます。実のところ、歯周病は今や成人の８割がかかっている国民病とも言われています。

自覚症状がなかったり……と書きましたが、「サイレントキラー」とも呼ばれる歯周病は、初期の段階では、ほとんど自覚症状が出ることがありません。そのために気づかないことも多く、やがてちょっと噛みにくいなと感じても「年のせいかな」などと、さらに放置してしまうことも少なくないのです。

その結果「歯がグラグラする」、「歯が痛い」などの症状が出てきたときには、すでに歯周病が重症にまで進行していて、歯を失うケースも珍しくありません。

さらに恐ろしいのは、歯周病菌やその菌が放つ毒素が歯肉の血管に侵入し、血流にのって運ばれること。この菌や毒素が全身にばらまかれると、体のあちこちで慢性炎症を起こすことになるのです。

急性の炎症とは違い、気づかないうちにじわじわと続く慢性の炎症。これが、いつの間にか動脈硬化や脳梗塞、心筋梗塞、糖尿病、がんなど重篤な病気を引き起こすことになります。

歯周病も、慢性炎症も「気づかなかった」ではすまされませんよ。

頑張り屋さんは要注意?!　歯周病が悪化するとき

今回の台風のときの私の患者さんの例もそうですが、被災者の皆さんのお口の中を拝見すると、わずかな期間のうちに、歯周病が進んでしまっているケースをよく見かけます。

大変なときだからと、多少調子が悪くても我慢したり、放置しておいたりというのは危険です。

それどころか、たとえ痛みがなくても油断はできません。慢性の場合はそれほど強い症状がないことも多く、あったとしても2～3日で症状が治まってしまいます。これが非常に厄介です。治まったように見えて、実は深く静かに進行している……ということが多く、重症化するリスクが高いのです。

特に、環境の大きな変化があると、体にも大きな変化があります。「歯に痛みがある」ということは、体の中では、動脈硬化や認知症など、もっともっと怖いことが起こっていることもあるのです。

歯周病を放っておくことが歯周病を悪化させ、万病を引き起こす最大の原因といえますが、環境の変化などからくるストレスも、悪化に拍車をかけることになります。

歯ぎしりのある人や、習慣的に歯を食いしばったり、噛みしめたりする人も要注意です。よく「ここぞ」というときには、奥歯を噛みしめて全身に力を入れることがあります。奥歯をぐっと噛みしめると、歯には大きな負担が加わります。

アスリートにはよくあることで、世界のホームラン王・王貞治さんも、現役を引退する頃には奥歯がボロボロだったという話は有名です。

歯の数と体内年齢は比例する

わが国の糖尿病の患者は1000万人を超え、予備軍も含めると2000万人にも上るといわれています。糖尿病はご存知のように、インスリンという血糖値をコントロールするホルモンの働きが悪くなる病気です。

歯周病との密接な関係については、アメリカ・コロンビア大学の研究でも明らかにされています。

それは、4本以上歯を失くしていて、歯周ポケットの26%以上が中等度の5ミリ以上ある人のうち、73%が糖尿病にかかっていたというデータです。

しかも、血糖値コントロールの状態を知るための目安とされている血中のHbA1c（ヘモグロビンエーワンシー）値が5・7%以上ある糖尿病予備軍も含めれば、その確率は92%まで上がるそうです。つまり、歯周病の人は、ほとんどが糖尿病かその予備軍といえるわけです。

歯を失うことと栄養素の関係で、興味深いデータがあります。虫歯や歯周病のために歯の数が減ってくると食生活が変わり、ほとんどの栄養素の摂取が減ってしまいます。ただひとつだけ、歯の数に関係なくしっかり摂取できている栄養素があるのですが、何かおわかりですか。

正解は、炭水化物です。

穀物やイモ類などの炭水化物は、あまり歯で噛み砕かなくても食べられるため、歯が失くなってくると、この摂取割合が高くなってきます。

炭水化物は、糖質と食物繊維に分けられますが、ご飯などの穀類もイモも、糖質が多く含まれていますから、血糖値を上げやすい食品です。炭水化物に偏った食生活は、糖尿病につながります。

糖尿病の怖さは、いろいろな合併症を起こしやすくなることにあります。中でも、手足の神経に異常をきたして痛みやしびれを伴う糖尿病神経障害、網膜の毛細血管が傷つき、失明の恐れもある糖尿病網膜症、腎臓機能が低下して人工透析を余儀なくされる糖尿病腎症の３大合併症のリスクが高くなります。

糖尿病の悪化の一因は、歯周病にあるといわれています。また逆に、糖尿病が歯周病を進行させることもあります。

歯周病で歯を失うようなことになると、糖尿病もさらにひどくなって合併症を起こさないとも限りません。

糖尿病で体内年齢が上がって、痛みやしびれ、失明、人工透析などに苦しめられないようにするためにも、口腔のケアを念入りにして歯周病の進行をストップ！　糖質の摂りすぎにも気をつけましょう。

肥満と歯周病のただならぬ関係

歯周病を患っている人のほとんどが、糖尿病患者かその予備軍だというデータがありましたが、同時にメタボリックシンドロームを発症しているケースが多いようです。

というのも糖尿病患者は、内臓型肥満の割合が高い上に、血糖値が常に高いため、血管の内側にはいつも炎症が起こっていて、老化のモトである活性酸素が発生しています。

その結果、血液中のコレステロールの酸化が進んで、動脈硬化が進行しているという状況にあることが少なくないのです。

メタボリックシンドロームの傾向がある人は、ない人よりも歯周病のリスクが高く、また血液中に歯周病菌が入り込んで免疫反応が起きていることがわかっています。

その上、メタボリックシンドロームの人は、そうでない人よりも歯垢の量が多かったり、歯の数が少なかったり、というデータもあります。

一方で、口内環境が悪化してくると、メタボリックシンドロームのリスクが高まってくるということも明らかになっています。

歯周病、糖尿病、動脈硬化、肥満、そしてメタボリックシンドローム……ダブルにも、トリプルにもかかわり合って、体はどんどん老化が進んでいくわけですね。

特に、メタボリックシンドロームの中心的存在ともいえる肥満は、歯周病と密接な関係があるとされています。

ちょっと難しいかもしれませんが、脂肪組織からは、ＴＮＦ‐α（ヒト腫瘍壊死因子）、レプチン（食欲を抑制し、エネルギー消費を増加させるホルモン）、アディポネクチン（動脈硬化や糖尿病を防ぐ）などいろいろな生理活性物質が分泌されています。これらが肥満などが原因で産生異常を起こして、血糖値を下げるインスリンの働きを阻害したり、動脈硬化を起こしたりするのです。

中でも、肥満で血中のＴＮＦ‐αが増加すると、歯周病が悪化します。そして、歯周組織の炎症でＴＮＦ‐αが増加すると、インスリンの働きが阻害され、血糖値のコントロールの働きが悪くなります。

また、血清中のレプチン濃度は、やせた人より肥満の人のほうが高く、歯周病患者のレプチン濃度が高いこともわかっています。

しかし、歯周病患者が治療を受けることで、このレプチンや、これと関わりのあるCRP（C反応タンパク）などが減少します。このことからも、メタボリックシンドロームと歯周病の深い関係がわかるのではないでしょうか。

口腔内の健康のためには、歯磨きなどのケアがもちろん重要ですが、食事、睡眠、運動などの生活習慣も大切です。

歯に悪影響をもたらす精製度の高い糖質を控えて、免疫力を上げるタンパク質、ビタミン、ミネラルたっぷりの食事を心がけましょう。また、免疫力を強化するためには、免疫細胞が活発になる睡眠時に、良質の睡眠をとるようにしたいものです。

さらに、健康と若さを維持するためには、適度な運動で、抗酸化力を強化しておくこと。運動不足は内臓脂肪を増やしますが、歯周病の病巣と内臓脂肪は同じ炎症性物質を出して、お互いに影響し合っています。

内臓脂肪を減らして体がすっきりすることは、すなわち歯周病にもよいことといえるのです。

血管が老いるとき

「ヒトは血管とともに老いる」

アメリカの医学者ウィリアム・オスラーの言葉です。

歯周病が進行すると、動脈硬化を引き起こすこともあります。これは、動脈硬化を起こしている血管から、コレステロールなどの脂質と一緒に歯周病菌も検出されていることからも明らかになっています。

動脈硬化は、ご存知の通り、動脈の内側の壁にコレステロールなどがこびりついて硬く、もろくなった、まさに血管の老化。体内年齢をぐんと上げる原因になります。さらに進めば、脳卒中や心筋梗塞などの引き金になる怖い状態です。

歯周病の菌は、体のあちこちで炎症を起こしますが、私たちの体がもつ免疫の力は、何とか菌をやっつけようと立ち向かいます。そして、細菌vs.免疫力がぶつかり合い、せめぎ合って、一進一退の攻防が続くのが慢性の炎症です。

この慢性の炎症が、動脈硬化だけでなく、心臓病、脳卒中、糖尿病、関節リウマチ、大腸がん……などさまざまな病気を起こして、体内が老化するモトになってしまうのです。

炎症が脳で起きると、アルツハイマー型認知症を引き起こすことがあることもわかっています。最近では、歯周病患者の歯ぐきで、認知症の脳内老人斑が産生されていることが報告されています。

脳内老人斑はアミロイドベータ（Aβ）とも呼ばれ、認知症の方の脳、特に新しい記憶をつかさどる「海馬」という部分に多く沈着することで有名で、いわば認知症の進行の目安になるものです。

歯周病が悪化すると、歯を失うことになるばかりか、血管からさまざまな臓器が老化し、脳は認知症になる可能性も大きくなるのです。

歯を失うと、噛むことが困難になって咀嚼や嚥下の機能が低下し、十分な栄養が摂取できなくなります。これでは、細菌vs.免疫力の戦いも、免疫力の勝ち目はなくなります。

その結果、体内年齢が実年齢よりはるかに上昇する、ということになりかねません。そんなことになる前に、今のうちに若返りの手を打っておきましょう。

歯周病が招く、動脈硬化から心筋梗塞の恐怖

歯周病の菌は、やがて動脈硬化を引き起こし、さらには心筋梗塞や脳梗塞を招くこともあります。口の中の菌なのに……と、何だか納得できないというか、不可解な感じもしますが、血流に乗って全身にばらまかれ、あちこちで慢性の炎症を起こして悪さをすることはおわかりですね。

動脈硬化は、動脈内にコレステロールや中性脂肪がたまって内腔が狭く、弾力を失った状態ですが、歯周病はどう動脈硬化と関わっているのでしょうか。

まず、歯周病の菌とその毒素が歯周病の病巣に開いた血管から入り込み、全身で慢性炎症を起こします。すると、炎症で傷ついた血管の修復のために、細胞膜の材料であるＬＤＬコレステロールが集まってくる一方で、免疫細胞は活性酸素を出して菌を破壊しようとします。

ＬＤＬコレステロールは活性酸素や毒素によって酸化され、これを食べたマクロファージ（貪食細胞）の死骸が血管の内側にたまり、血管は厚く硬くなって動脈硬化を起こすの

です。

この弾力のなくなった内部の狭い血管に、血液の塊が詰まってしまうのが血栓です。文字通り、血管に栓をしてしまうわけですね。そして、血栓が心臓で起これば心筋梗塞、脳で起これば脳梗塞。いうまでもなく、命に関わる重大な病気です。

歯周病は、この心筋梗塞など心血管疾患のリスクを約15％、脳梗塞など脳血管疾患のリスクを約13％も高めるという研究もあるそうです。

このように「たかが口の中」などと軽く考えていると、命の危険にさらされかねないのが歯周病なのです。

中等度に進んだ歯周病では、歯周ポケットが5ミリ程度の深さになります。歯が20本ある人で、中等度の歯周ポケットの場合、潰瘍は約72㎠、つまり手のひら1個分ほどもある潰瘍があることになります。

潰瘍は組織が傷ついている状態で、炎症の発生源です。こんな大きなものが、口の中にあるというのです。胃潰瘍だったら大変なことですね。

歯周病の菌は口の中にとどまらず、ほうっておくと全身に脅威をふりまきはじめます。進行してしまう前に少しでも早くケアをすることが、最大の危機回避術といえます。

歯周病菌が動脈硬化を引き起こす仕組み

歯周病の菌とその毒素が
歯周病の病巣に開いた血管から侵入、全身へ

↓

あちこちで
慢性炎症が発生！

↓

・炎症で傷ついた血管の修復のために、
　ＬＤＬコレステロール（細胞膜の材料）が集まってくる
・免疫細胞は活性酸素を出して菌を破壊しようとする

↓

ＬＤＬコレステロールは活性酸素や毒素によって酸化する

↓

酸化したＬＤＬコレステロールを食べた
マクロファージ（貪食細胞）の死骸が血管の内側にたまる

↓

血管が厚く硬くなってしまう

↓

動脈硬化となる！

↓

狭くなった血管内部に、血液の塊が詰まる

↓

血栓が発生！

心臓に血栓ができれば…
心筋梗塞

脳に血栓ができれば…
脳梗塞

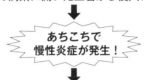

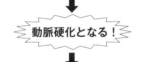

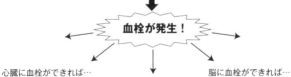

口と腸は免疫ルートでつながっている

口腔、脳、腸の健康トライアングルのバランスが大切なことは、前に少し触れましたが、ここでは、口腔と腸の密接な関係についてお話しします。

ご存知の通り、口腔は腸へと続く消化ルートのスタート地点です。つまり、口と腸は物理的につながっているわけですが、これまでは、機能的にはそれほど深いつながりはないと思われていました。

ところが、歯周病菌をマウスに飲ませると、腸内細菌のバランスがくずれるということが実験で証明されたことなどから、口腔と腸は機能的にも強く影響し合っているということがわかってきたのです。

この関係については、新潟大学の研究が明らかにしたもので、歯周病の代表的な病原菌であるポルフィロモナス・ジンジバリス菌（Pg菌）をマウスの口腔から投与するという実験が行われました。

その結果、マウスの腸内細菌のバランスが大きく変化して、全身的な炎症を引き起こしたというものです。

これはすなわち、口腔の環境が悪くなって歯周病が進むと、腸内細菌のバランスが乱れて腸内環境も悪化するということを表しています。これらの腸内細菌は、ある種のリンパ球の発達などにもかかわりがあるため、腸内環境が低下すると免疫機能の調節が難しくなってきます。

片や、口腔内の免疫細胞というのは、腸管で成熟したものがリンパ管を通じて口腔に達したものです。ということは、腸内環境が悪化することは、口腔内の免疫パワーの低下にもつながるということになるのです。

口と腸は、ただ食べものの消化ルートとしてつながっているだけでなく、免疫機能という大事な役割の面でも、お互いに影響し合っているわけですね。

ですから、よく噛んで唾液をしっかり分泌させ、口腔のよい状態を維持していれば、口の中だけでなく、直接つながっている腸内の環境もよくなります。腸内細菌のバランスが整っていることは、全身の免疫力が強化されることにもつながります。

ところが、災害などで避難所生活を余儀なくされ、短期間で口腔の状態が低下するようなことがあると、腸内の環境も悪化して全身の免疫力が低下し、いろいろな病気にかかりやすくなってしまいます。

万一、全身にばらまかれた歯周病菌が体のあちこちで悪さをしたとしても、これに対抗する力が十分ではないことになります。

どんなときも口の中のケアを忘れずに、お腹の、そして全身の元気をいつまでもずっとキープしましょう。

腸管免疫の巧妙な仕組み

口は、食べものと一緒に病原菌やウイルスなどが最初に入ってくるところです。それを体内に侵入させまいと立ちはだかっているのが、口の中の免疫機能、とりわけ唾液の働きといえます。

しかし、口腔の状態が低下していたり、病原菌が非常に強力だったりすると、口の免疫バリアをかいくぐって、消化ルートをどんどん進んでいく菌もいます。また、体内で生まれる食物に含まれる有害物質なども少なくありません。

口腔が、体の免疫機能のトップバッターだとすれば、腸は、さしずめクリーンナップというところでしょうか。ルートの中心にデンと構えて、病原体や有害なものを撃退しようと準備を整えているわけです。

腸には免疫細胞の６～７割が集中しているといわれ、体内の免疫の働きの中心を担っています。ここで病原菌などを撃退できないと、これらが栄養素と一緒に腸壁から入り込んでしまって、体にとっての一大事となります。

消化ルートには、もちろんいろいろな食べものが送られてくるのですが、腸内では、安全な食べものと、危険な病原体やウイルスとの識別を行っています。そして、安全な食べものに対しては、免疫を抑えて腸から吸収し、危険なものは免疫力を発揮して排除しているのです。

このように、腸内は非常に巧妙な免疫の働きを行っているわけです。

その上、腸内には免疫細胞を強化する機能も備わっているのです。というのは、20歳くらいまでは、免疫細胞は胸の中心あたりにある胸腺という臓器で鍛えられています。それが、成年以降になると腸管へとその中心が移ってきます。

腸管では、パイエル板という器官が重要な役割を果たしています。その内部には免疫細胞が密集していて、そこに食べものや病原体などを取り込んで、「敵」と「味方」の識別を教育します。そして、ここで学習した免疫細胞は全身に散らばって、体内に入った病原菌やウイルス、有害物などの異物をやっつけているのです。

体の免疫機能の中心を担っている腸が元気に働くためには、腸内細菌のバランスがキープされていることが大切です。腸内環境が乱れる原因となるのは、歯周病菌もそうですが、ピロリ菌の感染、抗生物質などの薬剤、免疫不全、ストレス、食物繊維の不足、行き過ぎた抗菌グッズなど過度の清潔志向などが考えられます。

取り除けるものは取り除いて、病気に負けない免疫パワーで若返りを。

腸内環境の乱れが、心を乱す

歯周病が進むと、腸内環境も悪化して体の免疫力が低下することになりますが、腸内細菌のバランスの乱れは、私たちの心にまでさまざまな影響をもたらします。

体調がよくなければ、誰でもワクワクしてはいられませんし、何となく不安だったり、重苦しい気分に陥ってしまったりするのは当然といえば当然ですね。でも、それは腸内環境のせいかもしれないのです。

序章の中で「腸は第二の脳」と呼ばれていると書いたのを覚えていますか。

腸といえば、これまで単なる消化器官というイメージが強すぎて、複雑で精巧な脳の働きからは程遠い臓器と思われていたのではないでしょうか。

それが、実は体全体の免疫の中心であり、今度は脳の働きともかかわっているというのですから、驚きというほかはないでしょう。

腸の中で行われているという脳のような働きは、何百兆個にものぼる膨大な数の腸内細菌がかかわっていることがわかってきています。人間の細胞の数は37兆個ともいわれていますが、私たちの体を構成している細胞よりもはるかに多い腸内細菌が、ヒトの中枢をコントロールする重要な働きをしているのです。腸内細菌は、ただのお腹の居候ではなかったということです。

実は、腸には大脳と同じくらいの神経細胞があって、独自のネットワークやエネルギー処理能力をもっています。

また、私たちの生理作用や情動を左右している神経伝達物質の多くが、もともと腸内で作られているということもわかっています。

神経伝達物質というのは、脳内の神経細胞間で情報のやり取りをするために使われる物質です。非常にたくさんの種類があって、どんな物質が分泌されるかによって、その人の精神状態が決まるという、大事な役目を担っています。

例えば「幸せホルモン」と呼ばれるセロトニンや、「やる気アップホルモン」のドーパミンなどがよく知られていますね。

セロトニンでは、その前駆物質の5‐HTPの多くが腸で作られています。落ち着きや快適さ、満足感などの感情は、セロトニンの働きで感じることができるのです。これが不足すると、イライラや不安など情緒不安定を起こし、うつ病を発症するリスクも高まるのです。

一方、ドーパミンのほうは、快楽や多幸感などの報酬（ごほうび）系の感情が生じます。これが放出されると、脳内には心地よい感情が生まれ、満足感や達成感が、さらにドーパミンを放出させるのです。このシステムは正常な快感だけでなく、麻薬や覚せい剤のような薬物による快感や、薬物依存の形成などにもかかわっています。

このドーパミンの前駆体のL‐ドーパ、そして5‐HTPの合成には、腸内細菌が重要な働きをしています。そのため、腸内環境が悪化すると、これらの物質が不足して正常な機能が維持できなくなります。

また、セロトニンの原料のトリプトファン（アミノ酸）も、ドーパミンの原料のアミノ酸・フェニルアラニンも、肉や魚などの動物性タンパク質に多く含まれています。つまり、ちゃんと嚙めなくなったり、食生活に変化があったりして栄養が不足すると、感情のコントロールに問題が生じることもあるのです。

もちろん、歯周病の悪化から腸内環境が乱れれば、神経伝達物質の産生が低下、脳の神経にも影響が出て、不穏な感情、重苦しい気分に陥ることもある、というわけです。

認知症は、口内発の脳の炎症？

慢性の炎症が脳で起きると、前に書いた通り、認知症を発症することがあります。老化の代表的な症状のひとつといえる認知症が「脳の炎症」と聞くと、ちょっと意外な感じを受ける人も多いのではないでしょうか。

というのも、炎症は体外から侵入してきたり、体内で作られたりした有害なものに対する防御反応のことです。体は、自分の細胞を破壊してでも、その有害なものを取り除こうとします。

ただ、その防御のプロセスで、いろいろな「生理活性物質」が生まれます。これらはタンパク質の一種だったり、活性酸素だったりしますが、炎症を起こしている場所だけでなく全身に広がって細胞を劣化させ、病的な老化や認知症の原因となっていることがわかっています。

認知症の中でももっとも多いアルツハイマー型認知症では、脳内にアミロイドβ（Aβ）というタンパク質が増えることが原因とされています。すなわち脳に炎症があると、このAβが増えやすくなり、またAβが増加すると、さらに炎症が起きることが実証されています。

このように、炎症とAβの悪循環がだらだらと長く続くことで、脳の機能は、どんどん低下してしまいます。つまり急性の炎症というよりも、脳の中で長く続く慢性の小さな炎症が認知症の正体といえるのです。

そのルーツをたどっていくと、どうやら口の中に行き着くことがあるようです。そう、口の中で長く続く慢性の炎症の代表といえば、歯周病です。この歯周病が、アルツハイマー型認知症に影響を及ぼしているということが知られるようになってきています。

自分の慢性炎症を知る方法

歯周病の細菌が、血流に乗って全身にばらまかれると、体のあちこちで慢性の炎症を起こします。慢性炎症は、以前、アメリカの『TIME』誌で「THE SECRET K

ＩＬＬＥＲ（秘密の殺し屋）」というタイトルで特集が組まれたことがあるくらい、広く関心がもたれている症状です。

歯周病のような小さな炎症が、糖尿病、高血圧症、がんなど生活習慣病の悪化に影響しているという特集は、インパクトが強く話題となりました。

ところで、いつ糖尿病やがん、心筋梗塞を引き起こさないとも限らない慢性炎症は、いったい今、自分の体の中にもあるのでしょうか。

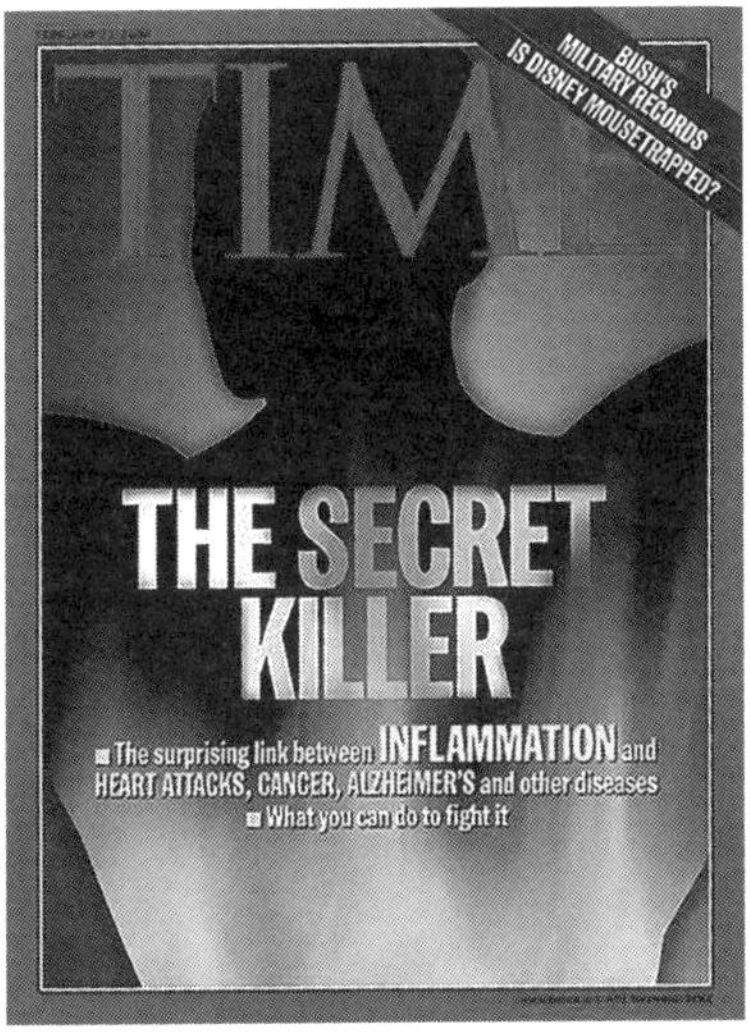

『TIME』の表紙（2004年2月23日号）

炎症があるのかどうかだけでもわかっていれば、早めに手を打つことができるのに。でも、もの言わぬ秘密の相手では、見つけようがない……そんなふうに感じている人も多いのではないでしょうか。

確かに、炎症は今、私の体の中のどこで何をしようとしているのか。いや、その前に、本当にあるのだろうか。自覚症状がないから、さっぱりわからない……。

そういうあなたもご安心ください。

炎症があるかどうかを調べる検査のひとつに、ＣＲＰ測定というものがあります。ＣＲＰとは「Ｃ-リアクティブ・プロテイン（Ｃ反応タンパク質）」のことで、基本的な血液検査の項目のひとつ。体のどこかに急性の炎症が起こると、このタンパク質が急増し濃度が通常の１０００倍にも上昇することから、感染症の目安として使われてきました。

「え？　急性じゃなくて慢性炎症でしょ？」との声は、ごもっとも。

慢性の小さな炎症があると、活性酸素が慢性的に発生し、細胞を構成している分子が酸化されやすい「未病」の状態になっていきます。この状態では、ＣＲＰの上昇はわずかで、慢性の小さな炎症までは検出されませんでした。

その検出を可能にしたのが「高感度ＣＲＰ」。これまでの10分の１の量でも、正確に測定できるようになったのです。

現在では、慢性炎症の度合いなどをチェックするための検査として使われるようになっています。

驚いたことに、この高感度ＣＲＰの検査によって、歯周病の治療をするとＣＲＰの数値が下がるということが報告されているのです。

これは、広島大学などが共同で行った研究で、重度の歯周病のある糖尿病の患者に、抗菌剤を使った歯周病の治療を行ったところ、糖尿病の目安のＨｂＡ１ｃが改善されましたが、同時に、ＣＲＰも改善されていることがわかったのです。

つまり、歯周病の治療を行ったことで糖尿病がよくなり、慢性炎症も減少したということが認められたのです。

私の医院でも、歯周病の治療をしたことで、ＣＲＰが改善したというデータが得られています。

歯周病は〝隠れ壊血病〟

重症の歯周病がある人というのは、隠れ壊血病を患っているようなもの、といつも感じています。

昔むかしの大航海時代、何か月も野菜や果物を食べることができなかった船乗りたちが苦しめられた病気がなぜ？　と、不思議に思われる人もいることでしょう。

というのは、壊血病はビタミンＣの欠乏症のことだからです。ビタミンＣが不足すると、コラーゲンを生成することができなくなり、歯ぐきや皮膚、血液、骨などにさまざまな症状が現れることになります。

　歯周病は感染症ですが、ビタミンCが大変重要という意味では、壊血病に似ています。歯を支える歯ぐきや歯根膜、そして丈夫な骨を作るためにはコラーゲンをしっかりと作る必要があります。そのためには鉄とともにビタミンCがなくてはなりません。

　前に、唾液腺は酸化に弱いので、抗酸化作用の強いビタミンCが必要と書きましたが、免疫細胞を元気にするためにもビタミンCは使われます。

　また、ストレスがあると、ビタミンCはたくさん消費されますし、体内の毒を排出するキレート作用にも、ビタミンCは欠かせません。

　それだけに、自分ではビタミンCをちゃんと摂っているつもりでも、いつの間にか大量に消費されてしまっていることが多い栄養素なのです。

　そのため、歯周病の状態が悪化している患者さんに、ビタミンCをちょっと摂ってもらうだけで、状態がグッとよくなることがあります。

　実際、序章でご紹介した、被災によって口の中の状態が悪くなっていた患者さんも、口腔ケアとビタミンCなどのサプリメントの摂取で、かなり症状が回復しました。

新型コロナ、口腔ケアと栄養サポートで感染予防

このビタミンCに関連する大事な話を1つ。

今、中国の湖北省武漢市で発生した新型コロナウイルス感染症（COVID-19）が世界中を震撼させています。このような新しいコロナウイルスでも、季節性のインフルエンザでも、対策としては、免疫力を発揮するために口の中をしっかりケアしておくことが大切です。口腔の状態がよくないと、免疫力が低下して、ウイルスをやっつけられません。

この新型コロナウイルス感染は「国内でもいよいよ感染爆発が現実味を帯びている」（執筆時、2020年4月上旬）という状況です。インフル（エンザ）がワクチンや治療法が確立されているのに対し、COVID-19はそれがまだないため国民の不安を助長し、デマさえ飛び交う有り様になっています。

そのようななか、国際オーソモレキュラー医学会（ISOM）が1月26日、「ビタミンCがコロナウイルス感染を防ぐ」との緊急声明を全世界に発信しました。

ISOMはオーソモレキュラー療法による疾患治療を志向する医療者により1994年

感染予防と重症化を防ぐための
サプリメントの種類と推奨量

（1）ビタミンC	3g/日以上（分服）
（2）ビタミンD_3	2,000IU/日＊
（3）亜鉛	20㎎ /日
（4）セレン	100μg /日
（5）マグネシウム	400㎎ /日

図1

＊1日5,000IUで開始、3週目から2,000IUに減量。
（5,000IUは125μg、2,000IUは50μgに相当）

に創立、トロント（カナダ）に本部を置き、世界22か国に支部を持つ学会組織です。2012年より柳澤厚生・元杏林大学教授が3代目の会長を務めています。

COVID-19の重症例の多くは高齢者や基礎疾患のある人です。栄養状態、免疫力などが整っていれば感染と重症化のリスクは低下するということ。治療薬やワクチンがまだない以上、「私たち自身の抵抗力・免疫力を上げる」のが有効なことは論を待ちません。

3月3日、柳澤会長が「新型コロナウイルス感染症（COVID-19）予防と治療のための栄養療法」とのテーマで報道関係者向け説明会を開催しました。ISOM正会員の私はそれを受け、歯科的な見地を加えて緊急提言し、ヤフーニュースにも取り上げられました。

ＩＳＯＭの声明にて、感染予防と重症化防止のための栄養素が推奨されました（図１）。特に重視されているのがビタミンＣ（ＶＣ）、次いでビタミンD_3（ＶＤ）、亜鉛です。

ビタミンC&ビタミンD&亜鉛の実力

ＶＣが呼吸器感染症に有効との報告は多く、たとえばＶＣ１グラムを１時間毎に６回、以後１日３回投与すると、投与しない場合と比較して風邪とインフルの症状が緩和し、またＶＣ１グラムを１日３回投与することで症状の予防が出来たとの報告があります。

ここになぜ口の中が関わるかというと、歯周病がＶＣを消費してしまうからなのです。歯周病の悪化に大きく関わるジンジバリス菌という細菌が多いほど、つまり歯周病が重度なほど体内のＶＣが少なかったとの報告がみられます。歯周病が重症化して体内のＶＣが目減りしていれば、ウイルス性の呼吸器感染症にかかるリスクが高くなるおそれがあります。

ＶＤ（ビタミンD_3）は近年、従来の骨粗しょう症対策以外にも抗腫瘍作用、血糖値制御など多くの機能が注目されており、中でも免疫力強化の効能は見逃せません。

日本の研究で、小中学生がＶＤを１日にサケの切り身約１００グラム分（１２００IU）のＶＤを摂取したところ、A型インフルエンザにかかる率が42％減少したという研究や、ＶＤ過不足の尺度となる数値が一定以上の場合、それに達しない場合と比較し急性ウイルス性上気道感染症のリスクが１／２に、また回復までの期間も大幅に短縮したとの報告もあります。

また、歯周組織の健康維持や、慢性の歯周病（ＣＰ）の治療にＶＤが有効との報告が増えてきました。まだ研究途上ではありますが、歯周病が進んでいる人は体内のＶＤが不足状態だとの報告もみられます。多くの調査で、日本人の約７〜９割がＶＤの不足状態とのことですので、ＣＯＶＩＤ-19に限らずウイルス性呼吸器感染症のリスクを下げるには、ＶＤを十分に摂取すること、そして歯周病をしっかり治療しておくことが望ましいでしょう。

亜鉛は体内のタンパク質の構造維持や、酵素のはたらきを助けること、細胞内外の情報伝達などに関わる重要なミネラルです。しかし日本人の子ども、老人、女性で亜鉛摂取量が減少しているとの報告があります。ＶＣ１グラム＋亜鉛10㎎の５日間投与で、風邪の症状が早期に改善したとの報告がある一方、ＣＰ患者では亜鉛とマグネシウムの血清濃度が低下していたとの報告もあります。ＣＰにより血清亜鉛濃度が低下していれば、呼吸器感染症のリスクが上昇する可能性があります。

１日１００円の栄養サプリメント予防術

ＣＰの最も基本的な対策は口腔のお手入れをしっかりすることですが、高齢者に口腔ケアと指導を実施したところ、何もしなかった場合と比較し口腔内細菌数が減少、インフルの感染プロセスで重要な酵素ノイラミニダーゼとタンパク分解酵素のプロテアーゼのはたらきが低下、そしてインフルにかかる割合が約１／10に減少したというデータもあります（図２）。

歯周病の細菌はプロテアーゼを分泌して私たちの細胞を傷めつけ、歯周病を進行させます。細菌が多くプロテアーゼが豊富な状態であれば、粘膜の防御機能が低下し感染に対して弱くなる恐れがあります。

ＶＣはこれまでにインフル、肺炎、ポリオなど、ほぼ全てのウイルスに有効でしたし、口腔ケアもインフルには良く効いています。そして声明で推奨された５種類の栄養素のサ

インフルエンザ
罹患率と口腔ケア

デイケア通所高齢者での比較

専門家による口腔ケア	あり	なし
インフルエンザ罹患率	1%	9.8%

図2

奥田克爾ほか：平成15年度厚生労働省老人保健健康増進等事業より

プリメントは、国内大手メーカーの一般商品であれば1日分が合計100円程度で入手できることもわかっています。

世界では重症例に高濃度VC点滴

不幸にして感染し、重症化してしまった場合には高濃度のVC点滴が有効だとの報告が増えてきています。武漢大学付属中南病院や西安交通大学付属病院ではCOVID-19による重症肺炎患者に、高濃度VC点滴を併用する臨床試験が開始されています。最終的な結果が出るまでにはまだ時間が必要ですが、すでに劇的な効果がみられた例もあるようです。

またこの中国での結果を受けて、多くの感染者を抱えるアメリカ・ニューヨーク州の病院やイタリア・パレルモ大学でも重症例の治療にＶＣ点滴を併用する動きがはじまっていて、アメリカの有力紙『ニューヨークポスト』や、世界で読まれている雑誌『ニューズウィーク』でも報道されました。

１日３グラムのＶＣを何度かに分けて摂取すること、そして口腔内を清潔に保つことは多くの人が実行可能で、実践する価値のある対策です。私たち医師・歯科医師はもちろんのこと薬剤師、栄養士など他の医療従事者とも情報を共有、発信していければと考えます。本書が世に出る頃には、これらの情報が多くの皆様の元に届いていることを願ってやみません。

歯周病・イン・ＵＳＡ

歯科医になったばかりの頃、大学病院の口腔外科の医局員として勤務していましたが、歯の治療だけでなく、口腔内のがんからアゴの骨折、ウイルスなどの感染症ほか幅広い治療を行っていました。

そんな毎日の中で、全身と口腔・歯との関係を身をもって知るようになりました。そして、口の中の健康をキープすることが生活習慣病や老化から身を守り、健康寿命を延ばすことになるという思いがだんだん強くなってきたのです。

このように健康寿命について考えるうちに、私は、自然とアンチエイジング医学を意識するようになりました。やがて、世界最大でもっとも歴史あるアメリカ・アンチエイジング医学会で研修を受けるようになり、日本の歯科医としては初の認定医となったのです。

そのおかげで、今は各国の情報が入手でき、毎年アメリカ・ラスベガスで行われる総会では、最新の情報を得られるだけでなく、この分野の権威の意見なども聞く機会に恵まれています。

このように海外に目を向けていると、日本ではあたり前のことが、海外基準とは違うと感じることも少なくありません。

中でも、日本はアメリカに比べ歯周病に対するとらえ方が10年、いや20年近く遅れているのではと実感しています。日本ではご存知の通り、最近メディアなどが歯周病と動脈硬化、心筋梗塞などの関係を取り上げるようになって、ようやく注目されるようになってきているところです。

一方アメリカでは、循環器系の疾患が日本より多いのですが、この循環器疾患と歯周病

平均寿命と健康寿命の差

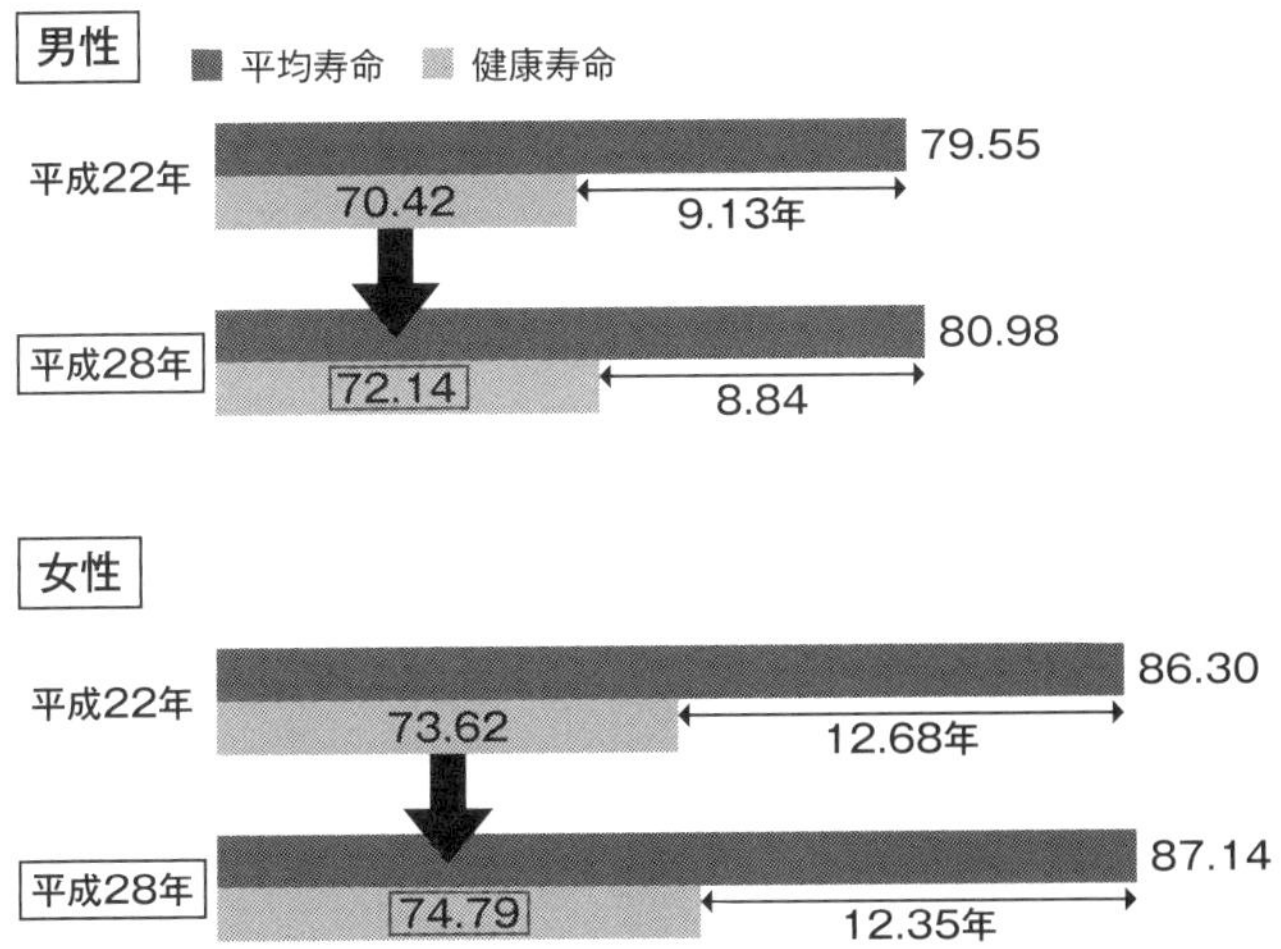

の深いかかわりは医科歯科共通の認識であり、医師たちは歯周病を非常に重視しています。

「動脈硬化性疾患の治療では、患者が以前に歯周病と診断されていたなら、歯科医と綿密に連携する必要がある」

「中等度以上の歯周病の人には、歯周病が動脈硬化性疾患と関連があることを知らせるべきだ」

「歯周病患者の医学的評価に動脈硬化性疾患のリスク、心臓発作による突然死の家族歴、糖尿病、高血圧、脂質異常症などを含めるべき」

　このような「医師向け」の勧告が、10年以上も前に、心臓病と歯周病の学会誌を担う専門家たちにより発表されています。これらは詳細な推奨リストで重要度別にランク付けされていて、心臓病の患者を担当する医師は、それに沿って検査、診断、治療を進められるようになっています。

日本では、このような医科歯科連携を実現した勧告はまだ発表されておらず、その意識も十分には浸透していないようです。それは、歯科医も循環器の医師も同様です。

患者さんたちの健康寿命を延ばし、豊かな老後をサポートしていくためにも、もっと双方の連携が密にスムーズにできるように行動していかなければと思います。

虫歯の菌が脳出血を引き起こす?!

万病を連れてくる口の中の危ないヤツは、歯周病の菌だけではありません。虫歯の菌も要注意ということが、国立循環器病研究センターと大阪大学、広島大学などの共同研究で明らかにされています。

それは、虫歯の原因菌として知られているミュータンス菌のことで、その中でも特殊なタイプの菌が、脳出血の発症に関わっているということがわかったそうです。

もう少し詳しくお話しすると、虫歯の菌ミュータンス菌の中でも、「ｃｎｍ遺伝子」を保有するタイプの菌は、血管壁のコラーゲンと結合することで、血管の傷口に集まって血小板の止血作用を低下させるという性質をもっています。そして、脳内で炎症を起こし脳出血を発症すると見られているのです。

研究によれば、この菌を保有している患者は、保有していない患者と比べて、脳出血、特に微小出血と呼ばれる小さな出血が多く見られたそうです。

と同時に、この菌を保有している患者には、単語が思い出しにくくなるということも報告されていて、認知症との関わりについても研究が進められています。

ミュータンス菌は、日本人の約6割が保有しているともいわれています。糖質（特に砂糖）を材料にして酸を生産することで虫歯の原因となり、最終的には菌血症《きんけつしょう》を引き起こします。これまでは、歯の表面の組織に付着しても、歯肉などの粘膜や歯根膜などには付着しないとされていましたが、ｃｎｍ遺伝子をもつタイプは、軟組織にも付着することが判明したのです。

口の中の暴れん坊は、歯周病菌だけではないのです。たかが虫歯、などと甘く見ていたら、取り返しのつかないことになりかねません。

口腔内の環境を整えることの大切さを、もう一度あらためて見直す必要があるのではないでしょうか。

歯周病自己チェック

歯周病は、前にも書いた通り、サイレントキラー――もの言わぬ殺し屋。自分では、それと気づかないうちに、どんどん重症化していることも少なくありません。

もっとも、いくら気づきにくいとはいっても、口の中に注意を向けていれば、手遅れになる前に異変を察知できるはずです。

歯周病は老化の始まり、と思えば、必ず前兆に気づくことができます。幸い、大きく口を開けさえすれば、いろいろな情報が目に入ってきます。

毎日歯を磨くとき、口の中のチェックもしてみましょう。それが、万病を防いで、若さを維持するコツになります。無関心が、老化の一番の大敵ですよ。

特に、朝起きたときに口の中がネバネバしたり、口臭があると言われたりしたことがあれば、チェックを念入りに。歯ぐき、舌、歯の口内3役の状態を中心に、毎日鏡で口の中を確認する習慣をつけませんか。

チェックポイント①　健康な歯ぐきはピンク色

「チーズ」と言うように口を横に大きく開いて、歯ぐきは明るいピンク色をしているか、歯と歯の間の歯肉が三角形で引き締まっているかを見ます。歯周病が始まっていると、次のような症状が出てきます。

・歯ぐきが腫れて、暗めの赤色になってきた。
・歯磨きのときに出血する。
・歯ぐきがムズがゆい、歯ぐきが痛い……などの症状が出てきたら、歯周病が進んでいることも。
・歯ぐきを押すと臭い膿が出てくるときは、さらに悪化している可能性大。

チェックポイント②　舌苔や汚れは禁物

舌苔などがなく、舌がきれいなピンク色をしていれば○。舌苔で黄色になっているようだと、口腔だけでなく全身の状態が悪くなっているのでケアを十分に。また、舌が全体的に真っ白だったり、赤かったりすると貧血などの可能性があります。

チェックポイント③　歯が浮く、ぐらつく？

水を飲んだとき、奥歯を小指でかいたとき、白っぽいものがついたら、それは歯周病のバイキンです。また、次のような症状があれば、歯周病はさらに進行しています。

・歯と歯の間によく食べものがはさまる。
・歯が浮くような感じがある。
・歯が前より長くなったように見える。
・手で押すと、歯がグラグラする感じがある。
・歯がぐらついて、食べものが噛み切れない。

当てはまる症状があるのに、まだ受診していないなら、少しでも早く歯科へ行くことをお勧めします。

なかなか治らない口内炎はがんを疑え

口の中の老化は、いろいろな症状となって表れます。

歯周病のように、初期の段階ではなかなか気づきにくい病でも、注意をしていれば、何らかの予兆は必ずあるものです。

口の不調といえば、誰でも一度は悩まされた経験があるのが口内炎ではないでしょうか。頰の内側を嚙んでしまった、熱いものを食べて舌がヤケドした……ちょっとした〝うっかり〟のせいで炎症を起こしてしまい、食事のたびに辛い思いをした、という人もいるかもしれませんね。

口内炎のような痛みやしこり、腫れなどは「どうせそのうち治るさ」と、タカをくくってほうっておくことが多いかもしれませんが、この症状が１～２週間続くようなら、単なる口内炎ではないかもしれません。

唇、舌、歯といった口腔の器官は「話す・食べる」といった機能面はもちろん、顔面の一部として見た目にも大きく関わります。進行した口腔がんの手術はそれらを広範囲に切除することが多く、再建手術を行ったとしても様々な後遺症が残ることも珍しくありません。

かかりつけの歯科があれば早めに受診しましょう。精密検査が必要なら設備の整った歯科口腔外科などを紹介してくれるはずです。

口腔がんの原因は様々ですが、ちゃんと合っていない義歯や被せものが、口の中の同じ場所を慢性的に刺激することで、そこの粘膜が繰り返し傷つくことも原因のひとつです。また、虫歯を長く放置することも、がんの原因になります。

口の中の状態がよくないと、免疫力は低下します。これでは、がんに勝てません。まず、口の中のケアをしっかりすることが第一。虫歯があるなら早く治療をし、合わない義歯や被せものは、きちんと調整をしておきましょう。

歯磨きのついでに、歯肉、舌の表面や左右の側面、唇の内側、・頬の内側、上顎をよくチェックすることも忘れずに。

口腔ではありませんが、口の中の歯周病の菌が、大腸がんにも関わっているという報告もあります。まだまだ解明されていない、ほかのがんとの関係もきっと今後明らかになることでしょう。

口腔のケアが、がんからも身を守る大きなポイントになるかもしれません。

第３章のまとめ

●歯を失う最大の原因は、歯周病。

●「サイレントキラー」とも呼ばれる歯周病は、初期の段階では、ほとんど自覚症状が出ない。

●歯周病菌やその菌が放つ毒素が全身にばらまかれると、体のあちこちで慢性炎症を起こす。

●気づかないうちにじわじわと続く慢性の炎症は、いつの間にか動脈硬化や脳梗塞、心筋梗塞、糖尿病、がんなど重篤な病気を引き起こすことになる。

●口腔内の健康のためには、食事、睡眠、運動などの生活習慣も大切。精製度の高い糖質を控えて、免疫力を上げるタンパク質、ビタミン、ミネラルたっぷりの食事を心がけるべし。

●歯周病が進むと、腸内細菌のバランスが乱れて腸内環境も悪化する。

●「腸は第二の脳」。腸内環境が乱れると、情緒不安定になるなど心も乱れる。

●新型コロナにはビタミンC、ビタミンD、亜鉛が有効。

●なかなか治らない口内炎はがんを疑え！

第4章

歯医者が教える、その食べもので若返る

血糖値スパイクの危険

歯科と糖分というと、昔から「甘いものは虫歯になるから」と、特に子どもたちに注意してもらう、というのが常識でした。

今もそれは間違っていないのですが、虫歯の子はかなり減っていて、子どもの歯の健康に対するお母さんたちの意識が高くなってきたことがうかがえます。

むしろ、糖分（糖質）といえば、「糖質制限」という言葉が浮かんでくるように、近年では肥満対策や糖尿病のリスクが取り沙汰されることが多くなっています。

「糖尿病？　そんなの歯科のテリトリーじゃないでしょ？」

そんな声も聞こえてきそうですが、それは認識を改めていただく必要がありますね。ここまで歯周病は万病のモトという話をしてきましたが、とりわけ糖尿病と歯周病は非常に密接な関係があることが、いろいろな研究データから証明されているのです。

糖尿病の患者は、歯周病にかかっているケースが多くあります。また、歯周病が進行していると、糖尿病のほうも悪化していることが少なくありません。

糖質は、炭水化物から食物繊維を除いたものをいいますが、食べものから摂った糖質はブドウ糖などに分解され、小腸から吸収されます。そして血液によって全身に運ばれてエネルギーとして使われます。この血液中のブドウ糖の濃度が、血糖値です。

糖質を摂ると誰でも血糖値は上がりますが、膵臓からインスリンが分泌されると、ゆっくりと下降します。ところが、インスリンの分泌が悪いことなどから、血糖値がうまく下がらず高血糖状態が続くのが糖尿病です。

最近よく「血糖値スパイク」という言葉を耳にしませんか？

これは、本来なら食後徐々に高くなる血糖値が、急に激しく上昇することです。短時間で元に戻るので、あまり危機感を抱かない人が多いようです。通常の血糖の検査は空腹時に行うので検出も不可能です。

でも実は、この急激な血糖値の乱高下は活性酸素を発生させて血管を傷つけ、大変危険なのです。これが動脈硬化の引き金になり、脳梗塞や心筋梗塞を起こすこともあります。また、認知症やがんのリスクも高まります。

血糖の変動に関しては、この怖い血糖値スパイクを起こさないようにすることが大事です。それには、摂取する糖質の量も大切ですが、摂り方にも工夫が必要です。

１食で摂る糖質量は40グラム程度に。白米や小麦粉のような白いもの、スナック菓子のようなジャンクフードなどは糖質の精製度が高く、スパイクを起こすリスクが高くなります。精製度の低い玄米や全粒粉などのほうが、血糖値の急激な上昇が避けられます。

なかでも特に避けていただきたい糖質があります。「高フルクトースコーンシロップ（ＨＦＣＳ）」と呼ばれる人工の甘味料です。ＨＦＣＳは「異性化糖」「ブドウ糖果糖液糖」などとも呼ばれる甘味料で、米国産トウモロコシのでんぷんを工業的にブドウ糖と果糖に分解した液状の甘味料です。冷たい飲料や調味料に多く使われていますが、急速に血糖値を上げるだけでなく果糖による「糖化」反応も引き起こし老化の原因になります。

食事のときには、いくら空腹でもいきなり糖質から食べはじめず、タンパク質や食物繊維を含んだ食品から食べることも血糖値スパイク対策に効果的です。

もちろん、よく噛んで消化器系の負担を減らし、血糖値を上がりにくくすることもお忘れなく。

災害を避けて人災に？　問題は栄養の偏り

台風や地震など災害によって避難所生活を余儀なくされると、どうしてもおにぎりやパンばかり、糖質頼みの日々を送ることになります。

また、災害には遭ったものの、幸いにも自宅で何とか暮らすことができたとしても、断水やら停電やらで、いつものような食事にありつくのは難しいかもしれません。

保存食、非常食を見ても、なかなか十分な栄養が摂れるとは考えられませんね。特に、新鮮な肉や魚、野菜、果物などが、ふだん通りに手に入るようになるには時間がかかります。

これでは、体が一気に老け込んでしまっても仕方ないかもしれません。災害は避けられたものの、栄養が補給できずに具合が悪くなった……明らかな人災に襲われてしまうことも少なくないのです。

ふだんの生活の中でも、忙しくて時間がとれず、ランチは菓子パンとコーヒーだけで終わり、などと「とりあえず何でもいいから、お腹に入れとけ」的な食事を続けていると、避難所生活と変わらない食生活で、栄養の偏りから体の不調を起こしかねません。

栄養は、タンパク質、糖質、脂質の３大栄養素に加えて、ビタミン、ミネラル、食物繊維などが、バランスよく十分に体に吸収されて初めて、体の機能が維持され、健康でいられるのです。被災時など、食事で栄養のバランスが取れない場合には、人災になる前に、サプリメントの利用も考えたいものです。

口の中の若返りのキーとなる栄養といえば、タンパク質、ビタミンCと鉄、ビタミンB群、ビタミンD、さらにカルシウム、マグネシウム、亜鉛などのミネラルが挙げられます。

口の中の若さはタンパク質から

人の体は、食べたもので作られています。特に、皮膚も臓器も筋肉も血管もすべて、その基本の構成成分はタンパク質です。

口の中でも、歯肉や歯根膜、歯槽骨などの歯周組織を作っている主要な成分はコラーゲンで、タンパク質の一種です。「歯槽骨というと骨だからカルシウムでしょ」と思われるかもしれませんが、骨の基質（骨組み）はコラーゲンです。

タンパク質には、このように体を作る働きをもつ「構造タンパク質」のほか、血液中で酸素や栄養素、ホルモンなど大事なものを体中に届ける働きをもつ「運搬タンパク質」、アミラーゼなどの酵素やインスリンなどのホルモン、粘膜の免疫機能の中心IgAなどの抗体のように体の機能のモトになる働きを担う「機能タンパク質」があります。

また、セロトニンやドーパミン、ノルアドレナリン、唾液の抗不安作用のところで触れたＧＡＢＡなど脳内伝達物質の原料もタンパク質なのです。

このように大事な役割のあるタンパク質が不足すると、体は本来の働きがなされなくなります。特に非常時や困難に直面しているときなど、まずはタンパク質をしっかり摂りましょう。

ヘルシーブームの影響からか、体によいのは植物性タンパク質と思い込んでいる人も少なくありませんが、植物性よりも動物性タンパク質のほうがアミノ酸組成に優れていますし、必要なビタミンＢ群、鉄分も豊富に含まれています。肉食でガッツリ、そして若返りましょう。

ビタミンCと鉄、相乗効果を発揮するよき相棒

歯周病対策にも、唾液腺の働きのためにも、ビタミンＣが大切なことは、前章でも触れましたが、ほかにも大きな働きがあります。

歯周組織のモトになるコラーゲンを合成するには、ビタミンＣと鉄が欠かせません。これらが十分でないと、コラーゲンが弱くなって、出血しやすくなったりします。

ビタミンCには免疫を強化する作用があることはおわかりでしょうが、フィンランドで行われた調査では、体内に歯周病菌のリーダー格・Pg菌が多ければ多いほど、血中ビタミンC濃度が下がっていることが確認されました。

つまり、歯周病が進行しているほど、免疫力を上げたり、炎症に対抗したりするためにビタミンCが消費されてしまっているわけです。

ビタミンCというと、レモンや柑橘類を思い浮かべる人が多いようですが、実際は、キウイフルーツやイチゴ、アセロラなどのほうがより豊富に含んでいます。

冬場には、ミカンをよく食べる方もいると思いますが、ずっとコタツに入ったまま、1日中ミカンを食べ続ける、というのは要注意。ビタミンCは摂れても、果糖の摂り過ぎにつながってしまいます。

ビタミンCは、水溶性で熱に弱いというのが弱点ですが、ジャガイモやサツマイモなどに含まれるビタミンCは、でんぷんに保護されていて、加熱で分解されにくいというメリットがあることも覚えておくとよいでしょう。

一方、鉄というと貧血をイメージするように、血液中のヘモグロビンの重要な成分ですが、活性酸素を分解する酵素の活性を保つ働きや、体内の有害物質を排出するシステムをスムーズに動かす機能ももっています。歯周病などの炎症は、活性酸素の発生源ですから、鉄が力を発揮するところです。

鉄は、レバー、カツオ、アサリや、小松菜などの青菜に多く含まれています。体内に吸収されにくいという性質がありますが、ビタミンCと一緒に摂ると吸収率が高まるという特徴もあります。

改めて注目が集まるビタミンB・Dとは？

ビタミンB_1、B_2をはじめ、ビタミンB群は、糖質、タンパク質、脂質からエネルギーを産生するのに欠かせない栄養素です。そのため、これらが不足すると、エネルギー不足で、疲れやすくなります。また、歯ぎしりしやすくなることもあります。

皮膚や消化器官の粘膜の再生をスムーズに行うのも、ビタミンB群の役割です。このため、口内炎の治療にも使われています。また、ビタミンCや鉄とともに、セロトニンやドーパミン、ＧＡＢＡなど脳内の神経伝達物質の生合成にも関わっています。最新の研究では、抗酸化力もあることがわかり、改めて注目の存在になっています。

ビタミンB群は、肉や魚に多く含まれていて、良質のタンパク質と一緒に摂取しやすい栄養素です。

また、免疫細胞を活性化し、免疫力をアップさせたり、抗がん作用も発揮することで最近大注目されているビタミンDは、もともとはカルシウムやリンの吸収を助ける、「骨のビタミン」と考えられていました。抗アレルギー作用もあり、欠乏するとアトピーや花粉症のリスクが上がるともいわれます。まだまだ臨床データが十分でない新型コロナに関しても、「感染のリスクを下げるために役立つ可能性が高い」というのが国内外の専門家たちの一致した意見です。

そんな大事な栄養素なのに、日本人９０８４人の調査では、なんと90・９％がビタミンD不足だったというデータもあります。

ビタミンDは魚や魚卵、シイタケなどに多く含まれます。ビタミンDのサプリは、良質のものでも比較的安価ですので、うまく活用するとよいでしょう。

丈夫な歯はミネラルパワーで

歯や骨の材料になるカルシウムは、体内にもっとも多く含まれるミネラルの代表選手。

血液凝固やや心機能、筋収縮にも関わる重要な働きをしますが、日本人に不足しがちな栄養素です。

カルシウムに限らず、ミネラルは元々体内への吸収率がよくありませんが、胃酸を減らす薬剤や、インスタント食品などに多く添加されるリン化合物によってさらに吸収が阻害されやすくなります。

小魚や乳製品に多く含まれますので、これらの食品を意識して摂るようにしたいものです。

カルシウムとペアになって働くマグネシウムは、骨の成分になるほか、さまざまな酵素の働きにも関わっています。魚介や種実類、大豆、精製度の低い穀物に含まれます。

また、亜鉛は酵素の成分として、さまざまな働きに関わっていますが、特に、歯周組織の健康に欠かせないミネラルです。

というのは、口腔内を中性に保とうとする唾液の作用に不可欠ですし、食べものの味を感じる味蕾《みらい》という器官が正常に働くために欠かせません。その他にも骨の新陳代謝、創傷治癒促進、免疫力維持など大事な役割を担っています。亜鉛は牡蠣や豚レバーなど肉や魚介類に豊富です。

よく噛む食べものは歯にもいい

よく噛むことは、唾液の分泌を促して口の中をきれいにすると同時に、消化・吸収の働きや免疫力を活性化するなど、若さと健康を維持するための必須条件といえます。

また、最近はアゴの発達がよくない人が増えていますが、これもしっかり噛まないことが要因のひとつになっています。アゴが未発達だと、前歯が出るなど歯並びにも影響してきますし、ちゃんと口が閉じられない人も少なくありません。口を開けたままで口呼吸が多くなると、その分、口の中が渇きやすくなります。

何かを食べるときに、意識してしっかり噛むようにすることが重要ですが、よく噛まないと飲み込みにくいものを食べるというのも、ひとつの方法です。

例えば、硬いもの。ピーナッツやアーモンドなどのナッツ類、炒り大豆などはよく噛まないと飲み込めませんね。野菜も、火を通すより生のままサラダなどで食べたほうが、噛み応えがあります。

また、こんにゃくや餅、高野豆腐、イカ、タコなど弾力のあるものも、簡単には噛み切れないので自然によく噛むことになります。

食物繊維の多いもの、例えば、ゴボウやタケノコ、切干大根などに、キノコ類、海藻類も、ちゃんと噛み切らないとのどを通りにくいので◎。

これらのものは、唾液の分泌を促しますし、歯を強くするカルシウムやビタミンA、ビタミンCなどを含んだものが多いので、とても有効です。ちなみに、カルシウムは歯や骨に、ビタミンAは、歯の中でも特にエナメル質、ビタミンCは象牙質の強化に必要です。唾液腺がビタミンCをたくさん必要としていることは、前にも触れましたね。

よく噛むようにするためには、素材を大きめに切ったり、いくつかの素材を組み合わせて食感に変化をもたせたりするのが効果的です。

また、加熱時間や調理法にもひと工夫を。野菜は過熱するほど柔らかくなりますし、肉は硬くなります。汁気の多い料理は、素材をあまり噛まずに流し込んでしまうこともありますので、煮もの、汁ものより、焼く、炒める、揚げるなどの調理法がよいでしょう。

同じ理由で、食事中に、水やお茶を飲み過ぎるのも避けたいもの。お茶を飲むなら、食後にゆっくりとどうぞ。

「何でも噛んで食べられますか？」

あなたは、メタボ検診を受けていますか？

ご存知の通り、メタボ検診は、健康寿命を縮めるメタボリックシンドローム症候群を防ぐために毎年行われていますが、２０１８年からは、その質問票に「歯の健康」についての項目が加わったことに気がついたでしょうか。

どんな質問かというと「何でも噛んで食べることができる」「歯や歯ぐき、噛み合わせなど気になる部分があり、噛みにくいことがある」「ほとんど噛めない」の３つの中から選んでもらって、その人がちゃんと噛めているかどうかをチェックしているのです。

メタボ検診で、なぜわざわざ噛めるかどうかを確認しないといけないのでしょうか。それは、実は「噛めなくなる」ということとメタボ、肥満にはとても深い関係があるからです。噛めなくなると、なんとメタボが進行する危険性が高くなるのです。

どういうことかというと、歯の数が減ってくると、当然のことながら、これまで普通に食べられていたものが、食べにくくなってきます。

　すると、例えばおかゆのような、それほど噛まなくても食べられるものが中心の食事になるのではないでしょうか。精米された白米を柔らかく炊いたおかゆは、炭水化物（糖質）が主成分で、エネルギーは得ることができますが、大切なタンパク質や脂質、ミネラル、ビタミン、植物繊維などはほとんど摂れません。

　それらの栄養を摂るには、肉や魚、野菜などをしっかり食べないといけないところですが、歯が少なくなってきていると十分に噛むことができないので困難です。こんな食生活を続けていると、栄養の偏りと不足が生じることになるのです。

　恐ろしいことに、栄養の偏りは肥満と密接な関係があります。摂り過ぎた糖質は、体内で脂肪に変わり、これを蓄える脂肪細胞はパンパンに膨らんで、肥満へ一直線。肥大した細胞からは「炎症性サイトカイン」という、動脈硬化を進めたり、血糖値のコントロールを悪くしたりする物質が出てきます。

　炎症性サイトカインは、歯周病の病巣からも全身に放出されることがわかっています。

　肥満や歯周病によってはじまった慢性炎症から、血糖値の調節が悪くなって糖尿病を発症。さらに免疫力は低下し、口の中では歯周病菌が繁殖し、歯周病が悪化……。

　口内の環境を整え、バランスのよい栄養を摂ることで、この悪循環を断ち切ることが大切です。

噛めば噛むほどボケ知らず?!

よく噛む人は老けにくい、ということは、何となくでもおわかりいただけているでしょうか。

歯周病などで歯を失って噛むのが難しくなると、メタボリックシンドロームが進行するリスクが高まりますが、認知症が進むことも考えられます。というのは、噛むことと脳の血流とは、とても深い関係があるからです。

歯と歯を支えている歯槽骨の間には、歯根膜というクッションのような組織があります。わずか0・2ミリの細い線維ですが、髪の毛1本でも識別できるほどの鋭敏なセンサーであり、歯のダメージを防ぐ衝撃吸収材の働きもしています。

ものを噛んだとき、歯を通して歯根膜に圧力がかかり、その圧力によって歯根膜のところにある血管が押され、脳に向かって血液が押し流されます。わずかな量ではありますが、何回も噛むほどにかなりの量の血液が脳に流れ込むことになります。

歯が少なくなったり、よく噛まなかったりすると、当然のことながら、歯根膜への圧力は少なくなり、脳への血流も弱まってしまいます。血流が低下してくると、その分、脳の神経細胞も元気がなくなってきます。脳の働きが悪くなってくることは、大いに考えられます。

第2章で、歯が20本以上残っている高齢者と比べて、歯がなく義歯も使っていない人の認知症の発症率が高いというデータをご紹介しましたが、脳への血流が悪くなるのは、若い人でも同じです。

しっかりと噛んで歯根膜に圧力をかけていないと、だんだん脳の元気がなくなってくる恐れがあるのです。

ジャンクフード、インスタント食品などのような加工度の高い食品は、柔らかくて余り噛まずに食べられるものが多いのですが、噛むこと以外でも認知症との関係が注目されています。それは、加工食品に多く含まれるトランス脂肪酸が、認知症の発症リスクを高めるらしいというデータです。

トランス脂肪酸は、マーガリンやショートニングなどの加工油脂やそれを使った菓子などに多く含まれていますが、摂り過ぎると血中の悪玉コレステロール（ＬＤＬ）を増やし、善玉コレステロール（ＨＤＬ）を減らすことがわかっています。

このため、トランス脂肪酸の摂取が心疾患の発症リスクを高めることはよく知られていましたが、認知症との関係については、十分には解明されていませんでした。

ところが昨年、神戸大学と九州大学の共同研究で明らかになったのは、代表的なトランス脂肪酸（エライジン酸）の血清濃度が上昇すると、認知症の発症リスクも上昇するということです。

まだ可能性の段階ではありますが、気になる報告なのではないでしょうか。

サプリメントをよく知る効果

食事は、必要な栄養をバランスよく十分に摂ることが大切です。それには、できるだけいろいろな食品を組み合わせて食べることがいちばんです。

ただ、タンパク質にビタミン、ミネラル……必要なものはちゃんと摂っているわ、と思っていても、それらが栄養として十分な量が吸収されている、という保証はありません。

例えば、ストレスフルな生活のために、摂り込んだビタミンCが激しく消費されていたり、有害な成分によって、あるいは腸内環境の悪化のために栄養の吸収が阻害されたりしているかもしれないからです。

特に、現代の食生活を見ると、食品に含まれる添加物や有害物質などが、知らず知らずのうちに体内に入り、何らかの影響を及ぼしていることが考えられます。

体の内外のいろいろな要素が関わり合い、栄養不足をほうっておくと、先に述べた壊血病のような欠乏症状を引き起こすことになりかねません。

歯周病があると、ビタミンＣが不足しているリスクが高くなります。歯周病の原因は歯周病菌ですが、ビタミンＣの不足が免疫力を低下させ、症状を悪化させます。また、歯や歯ぐきの健康には、ビタミンＣとともにコラーゲンとなるタンパク質や合成に必要な鉄分、骨の材料カルシウムなども欠かせません。

このように必要な栄養が、食事だけでは十分に摂れずに不足するような場合には、サプリメントを活用すると効果的です。

「できれば、そういうものには頼りたくないし……」

サプリメントを使った経験のない人からは、よくそんな声を聞くことがあります。でも、サプリメントは栄養補助「食品」ですから、いわゆる薬とは違います。

もちろん、栄養を摂る基本は食事です。まずは、食事を見直して改善するのがベストですが、今まさに不足して体に不調が出ている人は、腸内環境などにも問題があることが多く、栄養の消化吸収能力も落ちている場合が多いのです。そのような状況を短期間に食事だけで解決するのは、少々無理があるといえます。

効果を上げるには、現時点で必要な栄養素を必要なだけ摂取すること。それには、サプリメントが最適です。食事であろうとサプリメントであろうと、必要量の栄養をしっかり補給してこそ、体の機能が改善されるのです。

今やサプリメントは、ドラッグストア、スーパー、通販などでも簡単に手に入り、日常的に摂取する人も増えました。でも、できれば医療機関で扱っている、専門家が選択した「メディカルサプリメント」の利用をお勧めします。

サプリメントは、法的には食品関連の基準が適用されますので、市販のものは通常、製造前の原料の段階で含まれている栄養素の量が表示されています。ところが加熱などの製造工程で栄養分が失われることは少なくありません。出来上がった製品の栄養素が目減りしていても、それを表示する義務はないのです。

一方、メディカルサプリメントは、医薬品の基準にそって、出来上がった製品に含まれる栄養素を表示しています。

また、市販のサプリメントは合成型のものが多く、場合によっては過剰症の心配が出てくることもあります。

それに対して、メディカルサプリメントは天然の原料から抽出したものが使われていることが多く、体内で必要量だけ活性化して機能するので、基本的には過剰症の心配はありません。

成分の抽出・濃縮にコストがかかる分、価格は高めになりますが、「安い」にひかれて低品質な製品を摂っても効果は望めませんので、本気で良くなろうとするならメディカルサプリを厳選しましょう。

栄養素で体を整える「オーソモレキュラー栄養」

前項でサプリメントについて触れましたが、私がずっと取り組んでいる「オーソモレキュラー栄養医学」では、体に生じている不調の状態を、薬などに頼らず、栄養素を使って改善していきます。

必要な栄養素を、必要な量摂るために、食事だけで難しければサプリメントを利用することも大事な治療の一部です。ときには、点滴が必要なケースもあります。

そもそもオーソモレキュラー栄養医学とは、１９６０年代にアメリカのライナス・ポーリング博士が最初に提唱したもので、現在では欧米はもちろん、日本でも取り組むドクターが増えてきています。ポーリング博士は、個人で唯一ノーベル賞を2度受賞した、20世紀で最も重要な科学者のひとりといわれています。

英語で〝整える〟という意味の「オーソ（Ortho）」と、〝分子〟を意味する「モレキュール（Molecule）」を合わせて、栄養のバランスを整えていく治療法を意味しています。日本語では「分子整合栄養医学」と訳されています。

私たちの体を構成している細胞のモトになっているのは、タンパク質などの分子（栄養）で、これが体内に十分に存在し、正しく働いているのが健康な状態。分子が不足したり正しく働いていなかったりするのが病気の状態とされています。

そして、分子のバランスがくずれた病気の状態を、栄養素を使って整えていくというのが基本なのですが、もちろん必要な栄養素の種類も量も、人および症状により違ってきます。

それを、問診や検査の結果などから、テーラーメイドで導き出してくるのが、オーソモレキュラーの得意技です。その人に必要な栄養素を、必要な量だけ使って改善しますが、病気を治すのに必要な栄養の量のことを「至適量（オプティマル・ドーズ）」といいます。

至適量は、症状や経過を診ればある程度はわかりますが、これに加えて、血液検査や尿検査などの生化学的なデータがあれば、さらに正確に検討することができます。

オーソモレキュラー栄養医学

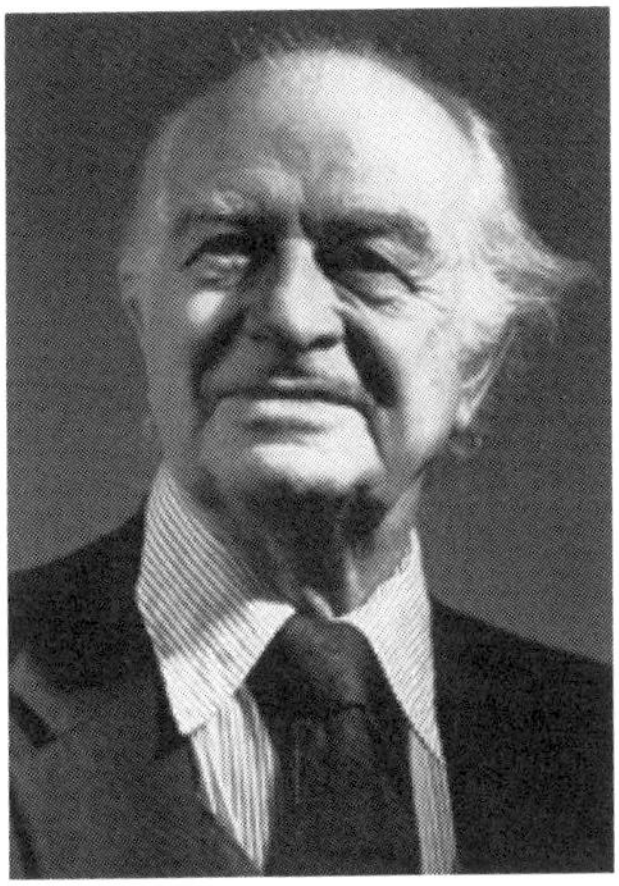

Orthomolecular medicine
Ortho 整合(整える)
Molecule 分子(栄養素)
Medicine 医療・医学

ライナス・ポーリング博士
(1901-1994)
アメリカ・オレゴン生まれ
1954年 ノーベル化学賞
1962年 ノーベル平和賞

必要な栄養を摂る基本は、いうまでもなく食事です。まずは、食事を見直すことからはじめないといけませんが、不調の度合いが大きい人は食事だけで改善するのは、ほとんど不可能といえます。そんな場合は、サプリメントが必要になります。

食事でもサプリメントでも、至適量の栄養素をしっかり補給してこそ、細胞内の分子レベルが整えられ、それぞれの働きが改善されることにつながります。

栄養が整ったとき、それが若返りの第一歩といえるでしょう。

現代社会の毒は、抗酸化パワーでやっつける

添加物に農薬、重金属、酸化した食品……日頃口にしている食べものには、酸化ストレスの原因になるものがいっぱいです。また、大気や土壌、海洋汚染から紫外線、薬剤、タバコ、心身のストレス、慢性炎症まで、現代人は常に、体を酸化させて老化を進めるリスクにさらされているといえるのです。

私たちは、呼吸で酸素を体内に取り入れ、これを使って生命を維持するのに必要なエネルギーを産生しています。生きていくのになくてはならない働きなのですが、その過程で、どうしても活性酸素という余分なものが発生してしまいます。

活性酸素は、その強力な酸化パワーでウイルスや細菌をやっつけるのにも使われる、役にも立つものですが、必要以上に増えると、健康な細胞まで傷つけて、体をサビつかせてしまいます。これが、酸化ストレスです。

遺伝子が酸化で損傷を受ければ、がんの原因になることもある恐ろしい力をもっています。また、ＬＤＬコレステロールが酸化すると、血管が老化して動脈硬化を引き起こすこ

ともあります。

本来、私たちの体には、この活性酸素に対抗する抗酸化物質を作る仕組みがあります。しかし、酸化ストレスの原因となるものがあふれている現在、発生した活性酸素に対して、体内の抗酸化の機能が追いつかず、どんどん酸化ストレスがたまっているのです。

酸化の原因から逃げられないのなら、抗酸化作用で酸化ストレスに対抗を。食品で摂れるものはしっかり摂り、サプリメントなどもうまく組み合わせて、体をサビさせないようにしましょう。

抗酸化物質

●栄養素自体に抗酸化作用のあるもの

↓ビタミンC…ブロッコリー、キウイ、ジャガイモなど

ビタミンB群…豚肉、ウナギ、レバーなど

ビタミンE……大豆油、コーン油、ナッツ類など

●体内で作られる抗酸化物質（ただし加齢などにより減少するものも多い）

↓尿酸、ビリルビン、グルタチオン、コエンザイムQ10など

尿酸はプリン体が分解されてできる成分で痛風の原因、ビリルビンは壊れた赤血球から生じる黄疸の原因、グルタチオンは肝臓や他の細胞で作られるトリペプタイド（アミノ酸が3つつながっているもの）、コエンザイムQ10はビタミン様物質で、活性酸素を捕捉して無毒化する働きがあります。ビタミン様物質は、体内で合成できて、ビタミンに似た生理作用をもつ有機化合物のこと。

●抗酸化酵素の活性を上げるもの

↓ビタミンB群、ビタミンCなど

鉄、亜鉛、カルシウム、マグネシウムなどのミネラル

鉄はレバー、ひじき、アサリ、小松菜など、亜鉛はカキなど魚介や海藻など、カルシウムは小魚、乳製品など、マグネシウムは魚介や種実類、大豆などに豊富。

●ケトン体

脂肪の分解により肝臓で作られ、血液中に放出される物質で、エネルギー源となります。糖質制限をすると増加します。

●水素

分子状の水素で、体内への浸透力が高い。

●フィトケミカル（生理機能成分）

植物自身が紫外線や昆虫など有害なものから自分の身を守るために作り出す、色や香りの成分が、フィトケミカルです。抗酸化や免疫力アップなどの働きが強いものがあります。たくさん種類がありますが、いくつかご紹介します。

↓リコピン

野菜などの色素成分カロテノイドの一種で、トマトの赤い色素。体に害のある活性酸素を打ち消す力が非常に強いです。

↓アスタキサンチン

カロテノイドの一種。エビやカニ、サケに含まれる赤い成分。非常に強い抗酸化作用をもっています。

↓レスベラトロール
ポリフェノールの一種。ブドウの皮やピーナッツの渋皮に多く含まれていて、抗酸化作用だけでなく、血流や血糖コントロールの改善効果もあります。

サプリで腸内環境を整える

歯周病が進んで腸内環境が悪化すると、免疫力が低下したり、脳の働きにも影響が出たりと、心身ともに老化が進む恐ろしい状況が待ち構えています。

腸内細菌のバランスの乱れを引き起こすのは、歯周病の菌だけでなく、栄養の偏りやストレス、薬剤の服用などさまざまなことが原因となっている可能性があります。そんなことからも、大きなストレスと栄養の偏りが起こりやすい災害時などは、特に要注意といえそうですね。

腸の中に存在する膨大な数の細菌は、体に有用な善玉菌、有害な悪玉菌、状況によって善玉にも悪玉にもなる日和見《ひよりみ》菌に大きく分けられますが、お互いにバランスを取りながら、健康を維持しています。

そんなバランスが何らかの原因でくずれて悪玉菌が優勢になると、体調が乱れて病気の引き金になることもあります。心身ともに若々しく健康でいるためには、いつも腸内環境を整えておくことが大切です。

それには、原因となっていることを排除する必要があります。また、腸内環境を整える作用のあるサプリメントもありますから、必要に応じて、こういうものを利用するのもよいでしょう。

腸管のエネルギー源・グルタミン

生体内で最も多いアミノ酸の一種で、筋トレを行うアスリートなどにはおなじみのサプリメント。小腸の壁の細胞と免疫細胞の最大のエネルギー源で、神経伝達物質の材料にもなっています。病気やストレス、運動時、それに加齢によっても需要が増加します。

グルタミンが不足すると、腸管壁が薄くなり、病原体や異物が侵入しやすくなって、食物アレルギーの原因になります。食品では、カツオ、高野豆腐、湯葉などに多く含まれています。

腸内環境を整えるプレバイオティクス

プレバイオティクスは、ラクトフェリン、オリゴ糖、難消化性デキストリン、食物繊維など腸内環境を整えるさまざまな物質の総称です。これらは、腸内細菌のエサになったり、病原菌の増強を抑制したりして、お腹の調子を調えてくれます。

・ラクトフェリン

母乳、涙、汗、唾液などの分泌物や白血球に含まれます。鉄と結合する力が強い糖タンパク質です。抗菌・抗ウイルス作用、免疫調整作用、ビフィズス菌・乳酸菌の増殖作用、貧血を改善する鉄吸収作用、大腸炎などへの抗炎症作用などとても有用な栄養素です。また、歯周病や関節リウマチで骨の吸収（溶けること）を抑制する働きも。生乳やナチュラルチーズにもわずかに含まれますが、ヒトの母乳、特に出産直後の初乳に多く含まれています。

・オリゴ糖

ブドウ糖や果糖などの単糖類が3～5個結合したもので、ヒトの消化酵素では分解できませんがビフィズス菌など腸内の善玉菌の栄養源となります。大豆オリゴ糖、ガラクトオリゴ糖、フラクトオリゴ糖など多くの種類があります。野菜、果物、乳製品にも、わずかに含まれています。キクイモに豊富に含まれている多糖類「イヌリン」は体内でオリゴ糖に変換されるのでおススメ。

・食物繊維
腸の蠕動《ぜんどう》運動を刺激して便通をよくしたり、胆汁酸やコレステロールを吸着して体外に排出したりします。また、腸内細菌の栄養源になって善玉菌を増やし、悪玉菌を抑制してバランスを調整します。よく嚙む必要があるので唾液の分泌を促進、また血糖の急激な上昇を抑える作用もあります。穀類、豆類、野菜、果物、こんにゃく、海藻などに多く含まれます。

・難消化性デキストリン
ブドウ糖が多数つながった物質で、トウモロコシのデンプンから成分を取り出した水溶性食物繊維。腸管内で細菌によって短鎖脂肪酸や炭酸ガス、水素ガス、メタンガスなどに代謝されます。

腸内細菌が消化できる炭水化物、つまり食物繊維は、消化だけでなく免疫機能にも深くかかわるので、しっかり摂るとよいでしょう。

善玉菌のサプリメント・プロバイオティクス

プロバイオティクスは、善玉菌やそれを含む食品、サプリメントのこと。この菌種には乳酸菌、ビフィズス菌をはじめいろいろな種類があり、ピロリ菌を減らす効果、アレルギー疾患への効果、免疫向上作用などたくさんの効能が確認されています。

人それぞれに合う菌種が違いますから、まずはヨーグルトなどで試してみるとよいでしょう。ただ、プロバイオティクスの善玉菌は、そのまま消化管内に定着するのは難しいため、継続して摂取することが必要です。

HGHサプリメントへ高まる期待

これまで、歯周病の改善のために、いろいろなサプリメントを使ってきました。抗菌・抗酸化、免疫力アップなどいろいろな働きをもつものを使うことで、歯周病菌やそれが生み出す毒素などにある程度効果があることもわかってきています。

そんな中、今もっとも注目し、期待をもっているのが「ヒト成長ホルモン（ＨＧＨ）」にかかわるサプリメントです。

これは、若返りのサプリなどともいわれているように、元々はアンチエイジングや美肌づくりのために生まれたものです。歯周病の改善に関しては、開発者の意図するところではありませんでした。

そもそも成長ホルモンというのは、体の組織の分化、成長、修復に欠かせないホルモンですが、成長期を過ぎると体内での分泌は急激に減少。40歳代でピーク時の半分程度しか分泌されなくなります。若さを維持するのに不可欠なホルモンの減少に従い、徐々に老化が進んでくるわけですね。

そこで、この成長ホルモンの生成を促進する成分を摂ることによって治癒力、免疫力を高め、若さと健康をキープする、というのが、このサプリメントの本来の目的なのです。

特に、この製品はペーストタイプで、しばらく口に含んでからゆっくり飲み下すため、消化管を経由せずに口腔内の粘膜から直接吸収されることも期待できます。口腔粘膜は、非常に吸収力が高く、たくさんの血管を通して速やかに血中に入るのです。

このサプリメントを知ったとき、すぐに「歯周病に使えるのではないか？」とピンときました。開発した企業も、歯周病と生活習慣病との関係には少なからず関心があり、アンチエイジングと歯周病に同時に効果のある理想のサプリメントを目指し、私が研究デザインを担当して共同研究が始まりました。

まず行ったのは、このサプリメントを口に含んでしばらくした後の、ＩＧＦ-１という物質の測定です。口腔内の改善や歯周組織の再生に必要な成長ホルモンは、この物質を生成しながら増えるため、ＩＧＦ-１の量を測定すれば、成長ホルモンが増えているかがわかるのです。

その結果、サプリメントを口に含んだ後、ＩＧＦ-１は確実に増加していました。成長ホルモンの分泌を促していることは間違いありません。全身の若返りを促しながら、口腔内の健康を取り戻す――夢のような話ではないでしょうか。

次に行ったのは、歯周病菌がどうなるかというチェックです。

歯周病の原因菌の中でもレッドコンプレックスと呼ばれる悪役トリオ、Pg菌、Td菌、Tf菌の量を、サプリメントを摂る前後で比較すると、菌種によってははっきりと減少していることがわかりました。これで、歯周病の改善にも効果が期待できることがわかったのです。

最後に、患者さんに使用後の効果などについてのアンケートを行ったところ「歯ぐきの腫れが改善された」「口臭がなくなった」「口の渇きが気にならなくなった」「口の中のねばつきが減った」等々、非常に好感触を得ることができました。

このＨＧＨサプリは、歯周病の患者さんにとって有益であることがわかり、治療の一助となることは確実ですし、歯周病予防にも活用できそうです。免疫力アップやコラーゲン合成、骨の強化などの働きも期待できます。

また、本来の目的である若返りということでは、例えば、肌の若返り・きめの細かさ、シワの改善、髪の再生、性的能力の改善、加齢により萎縮する臓器の再成長、筋肉量の増加、気分の高揚、記憶力の改善、睡眠の質的改善……まだまだたくさんの効果があって、一石二鳥にも三鳥、四鳥にも期待がもてそうです。

そして何より、歯周病とサプリという、これまで接点のあまりなかったものが結びつくことで、歯周病の治療や予防に新しい可能性が生まれたことは、とても有意義だと感じています。

石器時代に歯周病はなかった？

約10年ほど前ですが、とても面白い実験が行われました。

それは、紀元前4000～3500年頃の石器時代の食生活を含む生活環境を再現し、そこで、2家族を含む老若男女10人が4週間生活をするというものです。この環境下での健康状態や口腔内の変化を調べるというのが実験の目的でした。

当然のことながら電化製品などは一切使用せず、野生のヤギの肉、自然の果実やハーブ、品種改良されていない未精製の穀物を採取して食料にしました。

実験期間中は、デンタルフロスや歯間ブラシなどの補助清掃具はもちろんのこと、歯ブラシも使えなかったそうです。

そして、この結果はどうだったか？　なんと、歯磨きやその他の手入れができなかったにもかかわらず、歯周病に関するデータは実験前よりもよくなっていたというから驚きです。

歯周病が現在進行形かどうかの目安になる検査時の歯肉出血は、34・8％から12・6％

に減少し、歯周ポケットの深さは、平均0・2ミリ減少しました。

さらに、歯垢は増えたものの、歯周病に関連する細菌は、むしろ減ったということがわかっています。

また、口腔に関すること以外では、高脂血症の被験者の血清脂質など心血管疾患のリスク因子の減少も見られたそうです。

この結果からは、歯周病はまさに生活習慣病であり、その大きな要因は毎日の食事にあるということが明らかになりました。現代生活とは違って、酸化ストレスなどほとんどなかったでしょうし、とりわけ一番大きな違い、それは精製された糖質を摂らなかったということではないでしょうか。

毎日口にしている食べものや栄養の大切さを、あらためて認識させられた気がしています。

オーラル・フレイルは老化の第一歩

「口角泡を飛ばす」などと言いますが、泡というか、ツバというか……が飛ぶほどまくし立てていたら、さぞや唾液腺も活性化していることでしょうね。また、脳も刺激を受けて、認知症の予防にもなっているかもしれません。

しっかり噛めなくなるのはもちろん、歯や口の働きが弱ってくることを「オーラル・フレイル」と言います。「フレイル」というのは日本語でいえば「虚弱」、加齢によって心身が老い衰えた状態のことです。

食べものを噛むためには、歯だけではなく、口の周囲の筋肉や骨、舌などの連携プレーが必要です。オーラル・フレイルが進んで唇や舌などがちゃんと動かなくなると、栄養が十分に摂れなくなり、全身の運動機能も衰えてきます。このため、全身のフレイルもはじまって、要介護目前の状態になってきます。

- 現在の歯の数が20本未満
- 舌を器用に動かす能力の低下
- 咀嚼する能力の低下
- 舌の押す力（舌圧）の低下
- 半年前より硬いものが噛みにくい
- お茶や汁物でむせることがある

この6項目、いったい何だと思いますか？　実はオーラル・フレイルかどうかの診断項目なのです。3つ以上にあてはまるとオーラル・フレイルです。そうすると数年後にどんなことが起きていたか、調査結果を見るとゾッとします。

・全身のフレイル状態になる人は2・4倍
・サルコペニア（筋量と筋力の低下）は2・1倍
・要介護認定は2・4倍
・総死亡率は2・1倍
（東京大学が元気な高齢者、約2000人を約3年半追跡）

筋力が落ちたり、スタミナがなくなったりして外出も困難になると、自然に周囲とも疎遠になりがちです。その結果、認知機能が低下するという悪循環で、坂を転げ落ちるように要介護、そして死……。老化一直線というところでしょう。

恐ろしい老化のはじまりは、オーラル・フレイルからといえます。

そういえば、最近ちょっと食べにくい。ちゃんと噛めない。唾液が少ない等々、思い当たる節のある人は、「老い」の坂を転がり落ちないためにも、口のケアを怠りなく。

特に、食べものをしっかり噛んで、必要な栄養を十分に摂り込むためにも、口の機能を強化することが大切です。

おしゃべり筋トレで若返る

自分の口の機能はどの程度かを知るための簡単なチェックをしてみましょう。老化はちょっとずつでもはじまっているのか、現状を知らないことには若返りができませんね。

★口腔機能評価（オーラルディアドコキネシス）

「パ」「タ」「カ」の単音節を「パパパパパパ……」「タタタタタタ……」「カカカカカカ……」と、できるだけ速く繰り返し発声します。

それぞれ5秒間で何回繰り返せたかを記録しておきます。その回数を5で割って、1秒間に何回言えたかをチェック。数字が6回を下回るようだと、舌や唇の機能が落ちはじめていると思われます。

この測定には、桐生市歯科医師会が開発した「くちけん（口から健康アプリ）」を利用してみてもよいでしょう。楽しみながら口の中をチェックできる、便利なスマホ・アプリです。

口の中の機能が落ちている場合には、次のような口周りの筋トレで、若返りを図りましょう。

・アナウンサーなどが行っている発声練習を。「ア」「エ」「イ」「ウ」「エ」「オ」「ア」「オ」などと、口を大きく開閉しながら、できるだけ大きくはっきりと発声して、口の周りの筋肉を鍛えましょう。

オーラルディアドコキネシスと同じように「パパパパパパ……」「タタタタタ……」と繰り返し発声するのもいいでしょう。

・早口言葉を練習します。「東京特許許可局長」「生麦生米生卵」をはじめ知っているものから、どんどん練習してください。

後ほどご紹介する舌のトレーニングと一緒に、毎日好きな時間、好きなところで練習してかまいません。

日頃から、大きく口を開いて歌ったり、笑ったりするのもお勧めです。また、時々友人たちと、楽しいおしゃべりに花を咲かせるのもよいトレーニングになります。食事もおいしく楽しめれば、きっと免疫力もアップすること間違いなし。

第４章のまとめ

- 「血糖値スパイク」とは、食後の急激な血糖値上昇のこと。
- 急激な血糖値の乱高下は活性酸素を発生させて血管を傷つけ危険。動脈硬化の引き金になり、脳梗塞や心筋梗塞を起こすこともある。認知症やがんのリスクも高まる。
- 皮膚も臓器も筋肉も血管もすべて、人体の基本となる構成成分はタンパク質。
- より体にいいのは、植物性よりも動物性タンパク質。アミノ酸組成に優れ、必要なビタミンＢ群、鉄分も豊富に含まれている。肉食で若返るべし！
- ビタミンCの不足は、免疫力を低下させ、歯周病を悪化させる。
- ビタミンＤには、抗アレルギー作用があり、欠乏すると、アトピーや花粉症のリスクが上がるともいわれている。
- 日本人9084人の調査では、90.9％がビタミンＤ不足だったというデータあり。
- ビタミンＤのサプリは、良質のものでも比較的安価。うまく活用したほうがいい。
- 若返りに向け、「ＨＧＨサプリメント」への期待が高まっている。

第5章

お口のケアは歯医者とのよいおつきあいから

歯磨きNo.1なのに虫歯が減らない理由

あるビジネスマンの話です。

その人はしょっちゅう、虫歯ができて痛がっているため、よほど歯のケアを怠っているか、磨き方が悪いのだろうと周囲にからかわれていたそうですが、本人曰く、

「そんなことはない！　僕は、小学生時代は、『良い歯のコンクール』でいつも1等賞をもらっていたくらい、歯の健康優良児だったんだから……」

と、胸を張っていたそうです。

確かに、子どもの頃は歯が丈夫だったのかもしれませんね。

それでも、大人になると虫歯ができてしまう、という事実は、歯の健康は、生まれつきとか、歯磨きとかだけの問題ではないということを見事に表してくれています。

歯や口の中のコンディションのよしあしは、ふだん何を食べているか、必要な栄養は十分に摂れているか、ケアの仕方はどうか、定期的に歯科医に診てもらっているか……等々、いろいろなことに左右されます。

虫歯で悩んでいるこのビジネスマンも、子どもの頃は家族の手料理で健康に良いものを食べていたのが、独立してひとり暮らしをはじめてから食習慣や生活習慣が乱れたのかも知れません。実際、私の患者さんでもそのような経験は少なからずあります。

何より、いくら一生懸命に磨いていたり、デンタルフロスを使っていたりして十分にケアをしているつもりでも、自分でできることには限界があるということ。自助努力だけでは、いつか歯周病に狙われることになるのです。

やはりプロフェッショナルのアドバイスや助けは必要不可欠。残念なことですが、この事実に多くの人が、まだ気づいていないのです。

ところで、虫歯は歯垢（バイオフィルム）の中で、虫歯の原因菌が糖分を栄養にして酸を出し、歯のカルシウム分が溶け出すことからはじまります。これが脱灰《だっかい》で、初期の段階では、たいていエナメル質が白く濁ってきます。ところが驚くことに、このタイミングに適切な対策をすれば、唾液のはたらきで脱灰を修復し、回復すること（再石灰化）も可能なのです。

この時期を逸してしまうと、カルシウム分がさらに溶け出して歯はもろくなり、やがて穴が開くことになります。こうなるともう、元に戻すことはできません。残念ながら回復は不可能になってしまいますが、そうなる前に自分で気づけるかどうかは怪しいものです。

ですから、定期的にプロのチェックとケアを受けておいた方が安心です。レーザーを使って脱灰の度合いを数値化する検査機器を備えている歯科もあります。

虫歯も歯周病と同じく、初期の段階では自分で気づきにくい病気といえます。でも、気づかずにほうっておくと、歯を失うことになることも同様です。

後で泣くことにならないように、たかが虫歯……などと思わず、十分に気をつけてください。

寝る前が歯磨きのベストタイミング

口腔ケアの自助努力には限界がある……とはいっても、ケアの基本はやはり、毎日のお手入れ、その中心は歯磨きにあります。

第1章の中で、わずか3週間歯磨きをしなかっただけで歯周病菌が活発になったというデータをご紹介しましたが、毎日歯磨きを欠かさないということは、口腔ケアの第一歩といえるでしょう。

「歯磨きは、日に何回行うのがいいですか?」

「いつブラッシングをするのが、一番効果がありますか？」

口腔ケアについて、最もよく聞かれるのが、このふたつの質問です。

毎日歯磨きを行うことは当然なのですが、１日に何回がよいかを一概に言うのは難しいことです。それは、人によって適したブラッシングというのが違うからです。

中には、１日１回歯を磨くだけで問題がない人もいますし、毎食後磨いていてもなかなか症状がよくならない人もいます。

何より大切なのは、回数や時間よりも、それぞれに最もよく合った歯ブラシや方法で、歯垢をきれいに除去して残さないようにすることなのです。

つまり、歯垢さえちゃんと取り除けていれば、いつ、何回磨こうが問題はありません。

とはいえ、歯垢ができるリスクが高いのは就寝中です。寝ている間は唾液の分泌が減少し、唾液の殺菌作用がパワーダウンしています。このときとばかり、細菌の働きは活発になり、盛んに増殖をしていきます。歯垢が作られる危険性は、起きている間の何倍も増している、ということです。

このため、就寝前の歯磨きは必須です。人によって、ベストな歯磨きのやり方は違ったとしても、このことは誰にでも共通していえることです。

寝る前のブラッシングで、すでに作られている歯垢を取り除き、細菌のエサとなる糖分や食べカスなどは残さないようにして、増殖を最小限に抑えることが有効です。これをやっておかないと、虫歯菌や歯周病菌の思うツボです。

また同じように、起床時の歯磨きも重要です。

寝ている間に作られた歯垢は、出来るだけ早く除去しておくことです。こうすれば、寝ている間に増殖した細菌を取り除き、キレイになった状態で朝ごはんや水分補給が出来ることになります。

ただし、ブラッシングで磨き残しが多いと、効果は半減してしまいます。自分ではまんべんなく磨いているつもりでも、それぞれに磨きグセがありますから、決まって磨き残しをしてしまうところもあります。

歯の根元、歯と歯の間、噛み合わせの面など、今、ブラシがどこに当たっているかを意識しながら磨くようにするとよいでしょう。

フロスを使いこなせば5歳は若返る?!

口の中が元気でいることは、病気知らずの若々しい体をキープできる近道と言ってもよいでしょう。

歯のブラッシングはおおむね問題なし、という人は、一歩進めて補助用具を使ったケアをマスターしませんか。デンタルフロスや、歯間ブラシなどを使うと、歯ブラシだけでは落としきれない歯と歯の間の歯垢などが取れるので、より効果的です。

その分、歯周病などの炎症を起こしたり、歯を失ってしまったりという招かざる事態に陥るのを防ぎ、認知症や糖尿病、動脈硬化などの恐ろしい目に遭うリスクも減らせることになります。

毎日の歯磨きやデンタルフロス（歯間ブラシ）を使ったケアに関する、こんなデータもあります。５６１１人の高齢者に対して、平均9年間追跡調査を行った結果だということです。

ひとつは、就寝前に歯磨きをする人としない人を比べると、歯磨きをしない人の死亡率は、20〜30％も高かったというもの。

また、デンタルフロスを毎日使う人とまったく使わない人では、使わない人の死亡率は30％アップ、さらに、2〜3か月に一度歯科を受診する人とまったくしない人では、受診しない人の死亡率は、なんと30〜50％もアップしたというのです。

口の中の健康状態と、健康寿命は深くかかわり合っていることがおわかりいただけたと思いますが、口腔ケアは手をかけるに越したことはないでしょう。

デンタルフロスなどは、アメリカなどに比べると、まだまだなじみがない人も少なくないようです。試してみようと思っても、うまくいかなくてギブアップしてしまった、という声もよく聞きます。

慣れないうちは、なかなか難しい箇所もあるかもしれませんが、鏡を見ながら、歯垢の取り残しがないように丁寧にトライしてみてください。

ただ、正しい使い方を身につけるためにも、最初は歯科で指導を受けることをお勧めします。デパートのデンタルケアグッズ売り場に行くと、歯ブラシはもちろんのことフロスも太さやワックス付きかどうかなど、たくさんの種類があって選ぶのに困ると思います。自分に合うフロスをプロに選んでもらって、上手に、効果が上がる使い方の指導を受けるとよいでしょう。

また、歯磨きについても、自分では完璧にマスターしていると思っても、自分のやり方は自己流になっていないか、磨き残しやすいところはないか、今使っているブラシは自分に合っているかなど、一度きちんとプロの指導を受けてみてはいかがでしょうか。

デンタルフロスや歯間ブラシとの併用についても、効率的なやり方などのアドバイスを受けておけば間違いありません。

ちゃんと指導を受ければ、ケアの効果は大きいはずです。あとは、毎日しっかり実践するだけです。最初は鏡を見てやっていても、続けていれば必ず自信をもって出来るようになるでしょう。その頃には、若返り効果も見えはじめているかもしれませんね。

美容院に行く頻度で歯医者に行こう！

ここに、とても興味深いデータがあります。平成28年に徳島県歯科医師会が行った調査です。

それは、定期的に歯科検診を受けている人と受けていない人の、１年間にかかった医療費を比較したもので、結果はと言うと、歯科検診を受けている人の医療費は、72万８５９５円（うち歯科医療費５万８７８３円）、検診を受けていない人は、１０１万５９５７円（同４万１２８４円）でした。

つまり、ふだんから歯医者に行っている人たちは、行っていない人たちよりも、年間の医療費を使わなかったということになります。歯科への２万円足らずの投資で、30万円が浮く——定期的に歯科に通って歯のよい状態を保っている人は、いろいろな慢性疾患にかかっていることが少なく、それだけ健康でいられる可能性があるのです。
「あのガリガリ、ガーガーという音を聞くだけで、ゾッとする。痛くもないのに、歯医者
になんか行きたくない」
歯医者嫌いの人から、よく聞かれる言葉です。昔、よほど痛い目にあった経験をお持ち
なのでしょうか。そんな人もいるかもしれませんが、多くの人が歯を削る怖いイメージか
ら、歯科を敬遠されていることが少なくないようです。
でも、今は虫歯の治療でも、そんなに削ったりはしないはずです。詰めものや被せもの
をするのに、従来は器械でしっかり削って型を取って……というのが普通でした。
最近では、削る量はなるべく少なく、後は口の中を直接スキャンすれば、それぞれの歯
に合った詰めものなどが出来るのです。出来上がりが早い上に、患者さんの様々な負担が
軽くなります。
材質は非金属性、特にセラミックが主流になっています。金属アレルギーの人も心配が
ありません。
ただ、「いちどしっかり治療したから、もう一生安心」という訳にはいきません。詰め
ものでも被せものでも、期間の長短はあれ再治療が必要となる日が来ます。治療した周り
は磨き残しが出やすくなりますし、人工物はダメになるリスクはつきものです。だんだん

詰めものは大きくなり、さらに被せものへ。

そして、最後は抜歯をして部分入れ歯と、だんだん大きくなりますから、歯を削るのはなるべく先送りしたほうがよいのです。

歯の治療は、リセットされることがありません。治療は、いわば積み重ねです。ですから、歯科医は誰でも、歯を診ればその人の治療歴がわかるのです。

とはいえ、その経過をよく知るかかりつけ医のほうがより細やかなケアが出来るのは言うまでもありません。前項で、口の中のケアは自分でできることに限界があると書きましたが、特に痛いところはなくても、定期的に診てもらうことを習慣にしましょう。

ケアの実際の担い手である歯科衛生士はよい相談相手になるはずです。お手入れの方法や食習慣など、疑問があれば遠慮なくきいてみて下さい。きっと親身になって教えてくれると思います。

美容院で髪をカットしてもらうように、口の中も整えてもらう。それが、心身の若さをキープするポイントになります。

歯石を取るのは当たり前、口の中の意識を高める

口のケアの中でも、自分では絶対にきれいにできないのが歯石です。できてしまったら、どんなに念入りに歯磨きをしても落とせませんから、プロの手を借りるしかないのです。それが、定期的な受診をお勧めする理由のひとつです。

そもそも、歯石とは何かおわかりでしょうか？

「そんなの、歯に付いた石みたいに硬いものでしょ」と、何となくはわかっているようですね。確かに、石みたいに硬くなってしまったものなのですが、どうして石みたいなものが口の中にできているのでしょう。

歯石は、元々は歯垢です。歯に付着した歯垢に、唾液の中のカルシウムやリンがこびりついて、石灰化したものが歯石なのです。

歯垢は、食べカスなどを栄養にして繁殖している細菌の塊です。1㎎の歯垢の中には、1億個もの細菌がいると言われている、怖ろしい悪の巣窟です。

これが、歯周病を引き起こす原因となっていることはいうまでもありませんね。
さらに、歯垢の中の細菌や細菌が放つ毒素が、口の中の血管を経由し、全身に運ばれて体のあちこちで菌をまき散らして慢性炎症を起こすことは、前に述べた通り。その巨悪の根源が、この中にあるわけです。

歯垢のことを、近年は「バイオフィルム」と呼ぶ人もいますが、「プラーク」と同じものです。

そんな悪役の歯垢が、石灰化して硬くなったものが歯石ですが、歯石は表面がでこぼこしていて細菌が非常に付着しやすいのが特徴です。そのため、ほうっておくと細菌がどんどん増殖して、虫歯や歯周病など口の中のコンディションを低下させるモトになります。

硬い歯石になってしまう前に、ふだんから念入りにブラッシングをして歯垢を取り残さないようにしておく必要があります。

とはいえ、ちゃんとブラッシングをしたつもりでも、どうしても磨き残しがあるものです。定期的な受診で、歯石をすっきり取り除きましょう。そしてツルツルに磨き上げてもらうことで、歯垢も歯石も付きづらくなります。

このようなケアを続けていると、歯に限らず口の中、さらには自分の体全体に無関心ではいられなくなります。それが、若さを保つ大切なポイントでもあるのです。

口の中がきれいなのは命を救う?!

最近は、がんなどの大きな手術の前後には、歯科医院で口腔ケアを行うことが推進されています。これは、口腔内の細菌を減らしてきれいにしておくと、術後の回復によい影響があるということがわかってきたからです。

東京大学の研究では、がん手術を受ける患者に、歯科医による術前口腔ケアを行ったところ、術後の肺炎の発症率及び30日以内の死亡率が減少したということが報告されています。

がん手術を受けた後、患者は体力が低下して肺炎を発症しやすくなります。原因は、口腔内の細菌を含む唾液を誤嚥してしまうこと。そのため、歯科医によるケアで口腔内の細菌量を減らして、肺炎の発症を抑えようというものです。数字的には、0・5%程度の減少ですが、術前口腔ケアの有用性に期待がもてるのではないでしょうか。

また、岡山大学の研究では、集中治療室に入院中の患者に、より念入りな新しい口腔管理を行ったところ、術後1週間での38℃以上の発熱日数が半減したという結果が明らかになっています。

これは、従来行っていた歯磨きのみのケアに加えて、歯間ブラシによる歯間の管理、薬剤併用による口腔粘膜管理も行ったことで、発熱日数が平均４日から２日に短縮されたというものです。

重症な患者でも、十分な口腔のケアによって細菌を減らすことが、症状の回復に結びつくというのは、当然といえば当然という気もします。ともあれ、データがはっきりと証明してくれたのは朗報です。

データをもうひとつ。口腔ケアが誤嚥性肺炎の予防に有効なことは入院患者などについての多くの研究で明らかですが、一般高齢者を対象にしたのが東北大学の調査です。

地域在住の65歳以上の高齢者７万人を調べたところ、義歯を毎日手入れしない人は、毎日手入れをする人と比べて、過去１年間の肺炎の発症リスクが１・３倍高かったそうです。しかも、75歳以上に限定すると、１・58倍まで上がります。

口の中は、自分の歯だろうと、義歯であろうと、ケアをしっかりしてきれいにしておくことが命を守るポイントになりそうです。

抗菌薬よりビタミンC？

私の医院では、歯周病の患者さんによくビタミンCのサプリメントを摂っていただいています。歯周病の改善にビタミンCが欠かせないことは、ここまで書いてきて、十分おわかりいただけたと思います。

炎症といえば抗菌薬で叩く、というイメージが強すぎて、何でもかんでも抗菌薬が使われがちなのですが、絶対必要な場合だけに使うようにしています。歯周病を薬だけで叩くのは非常に困難です。炎症が一時的に治まったように見えても、病巣がなくなったわけではありません。

慢性の炎症に、節度なく抗菌薬を使うのは考えものです。抗菌薬を飲み続けると、耐性菌の問題もありますし、腸内環境がくずれるという難点もあります。

腸内環境がくずれると、免疫力が低下します。

歯周病対策には、免疫力を強化しておかないといけません。口腔をきれいにケアすると同時に、免疫力を上げるビタミンCを摂っておきたいのです。

ただ、ビタミンCを効果的に摂るのは、そう簡単ではありません。ビタミンCを摂ると、一時的に血中濃度は上がりますが、ビタミンCは排出されやすく、濃度を維持するためには2～3時間おきにこまめに摂る必要があります。

最近では、価格はやや高めになってしまいますが、そんな弱点をカバーしたサプリメントも出ています。

抗菌薬に関して、興味深いアメリカのデータがあります。

肥満者と抗菌薬処方頻度の関係についての調査なのですが、抗菌薬を処方された頻度が高いほど、明らかに肥満者の割合が高いということが判明しています。

特に幼少期に抗菌薬を服用すると、腸内細菌の多様性を低下させる可能性があり、それがメタボリックシンドロームのリスクを高める恐れがあるようです。

海外のデータで、口腔を取り巻く環境や医療・治療の事情も違いがあると思いますが、見過ごすことはできないデータではないでしょうか。

いろいろな問題も考慮しながら、かかりつけ医と十分にコミュニケーションを取りつつ、歯周病の治療、口腔のケアを進めてください。

にっくき歯周病菌を狙い撃ち……除菌大作戦

歯科を敬遠しなければ、こんな最新の治療も受けることができます。

それは「リアルタイムPCR」という検査で、自分の歯周病の細菌を特定し、その種類と量を知ることができるものです。今回猛威をふるっている新型コロナの検査で、このPCRという言葉は一気に市民権を得ました。

というのも、歯周病は、さまざまな細菌が相互に作用しながら進行していく病気ですが、従来は、たくさんの細菌の中で、どの菌がどう作用しているのかをはっきりさせることができませんでした。

そのために、どの細菌に対する治療が有効なのか調べること、そして治療後の効果判定をわかりやすく行うことが難しかったのです。

しかし、現在では、たくさんの細菌の中でも、特に症状の悪化を進めるリーダー格の存在が明らかになっています。第4章でも触れたPg菌、Td菌、Tf菌という3種の菌（レッドコンプレックス）です。

3DS
Dental Drug Delivery System

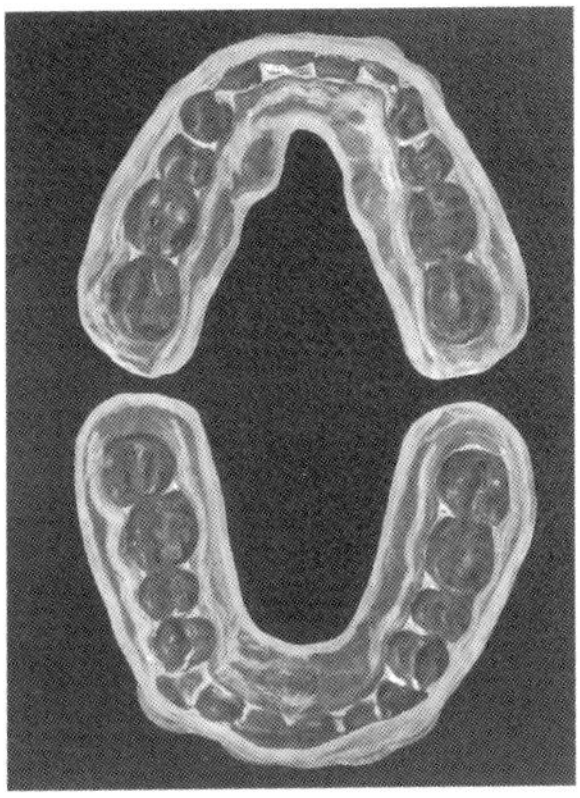

マウスピースの内部に
薬液を入れて装着

・薬液が希釈されない
・狙った場所に高濃度で適用できる
・1回10分 2回/日

そして、この新しい検査によって、自分の歯周病の菌の種類が特定でき、量もわかるようになりました。それも、研究室レベルでなく、一般臨床の現場でも調べられるようになったのです。

つまり、自分の口の中で悪さをしている菌をピンポイントでやっつけられるわけですから、より確実に有効に除菌を行うことができるのです。

その方法のひとつとして、「３ＤＳトレー」を使った除菌法があります。

３ＤＳは"Dental Drug Delivery System"つまり「歯に直接届けるシステム」。通常、歯に薬剤を塗布しても、唾液で薄められてしまって、すぐに効果が落ちてしまうというデメリットがあります。

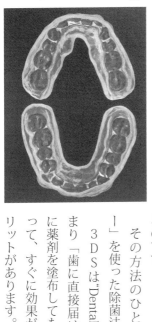

そこで、トレー（マウスピース）に薬剤を注入して装着し、薬剤の濃度を維持しながら、直接作用させて除菌を行うようにしたのが、この３ＤＳです。

歯石除去などの歯周病基本治療にこの３ＤＳを併用すれば薬剤がしっかりと浸透し、１回10分、１日２回ほど行えばよく、患者さんの負担も少なくてすみます。

これらの治療を行っている医院は、まだそれほど多くはありませんが、歯周病を改善することはもちろん、慢性の炎症を抑えて、全身の病気の原因を減らすことは、体内年齢を下げるのに非常に有効だと思われます。

歯科、とりわけ歯周病の研究は日進月歩、今後の治療にも期待がもたれるところですね。

歯のケアに舌トレーニングをプラスして若返る

毎日の歯磨きに、デンタルフロスや歯間ブラシを使った歯垢除去などの自分で行う口腔ケア、そして、２~３か月に一度の歯科受診……ていねいに、きちんとケアを行えば行うほど心身が元気になります。口腔ケアは、手をかけただけ成果がついてきます。

これに、唾液の分泌を活発にして免疫力を上げること、栄養バランスを考えた食事、さらには、日頃から運動や良質な睡眠などを心がければ、怖いものなしといっていいでしょう。健康寿命が、いっそう延びそうですね。

そして、もうひとつ。毎日の口腔ケアに、舌の筋力アップのトレーニングを加えることもお勧めです。食べものをしっかり噛んで、消化・吸収をよくするためには、舌の動きが重要です。

食べものを口に入れると、舌は頬とともに食べものを歯の上にのせて押さえ、唾液と食べものをよく混ぜ合わせます。噛むという作用がスムーズにできるのは、舌の無駄のない動きがあってこそ。歯が主役なら、舌は縁の下の力持ち、名脇役というところでしょうか。

舌の筋力が衰えてくると、噛む力も弱ってきます。そうなると、唾液は出にくくなりますし、栄養を十分に摂り込むことが困難になってきます。これでは、体は老け込んでしまいます。

先ほど、オーラル・フレイルについて少し触れましたが、これを防ぐためにも、舌の筋肉を鍛えておくことは、とても重要なことです。スプーンを使った簡単なトレーニングをやってみてください。

舌の筋力アップトレーニング

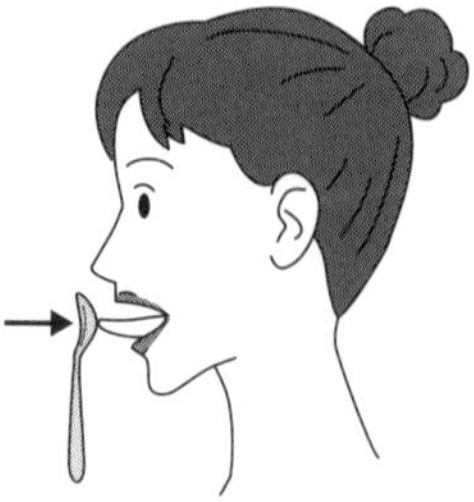

①大きめのスプーンを顔の前に立てるように持つ。

②舌を尖らすようにしてまっすぐ前に押し出す。

③スプーンで舌を押し返す。

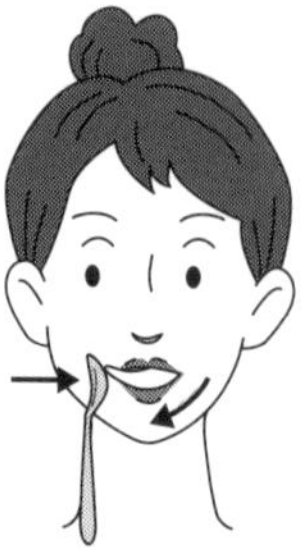

④スプーンを立てたまま、舌が右へ動くのをスプーンで左へ押し返す。

⑤同様に、舌が左へ動くのを、スプーンで右へ。

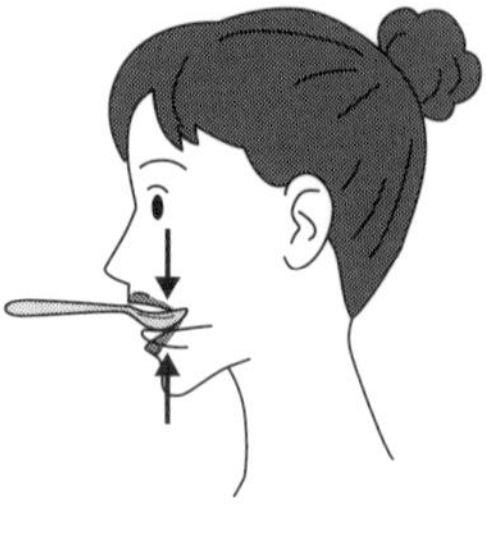

⑥スプーンを舌の上にのせ、舌を上げようとするのを、スプーンで押し下げる。

舌トレーニング

①大きめのスプーンを、顔の前に立てるように持つ。
②舌を尖らすようにしながら、まっすぐ前に押し出す。
③スプーンで舌を押し返す。
④次に、スプーンを立てたまま、舌が右へ動くのを、スプーンで左へ押し返す。
⑤同様に、舌が左へ動くのを、スプーンで右へ。
⑥スプーンを舌の上にのせ、舌を上げようとするのを、スプーンで押し下げる。

以上を、５回ずつ繰り返すようにしましょう。前章の口の周りの筋トレも一緒に行うと、より効果的です。特に食前に行えば、力強く噛めて、食事がよりおいしくいただけるのではないでしょうか。

赤ちゃんへの口移しを禁ずるよりお母さんの口腔ケア

昔のお母さんは、よく離乳食を噛み砕いて、そのまま口移しで赤ちゃんに食べさせる、ということをしていました。

今のお母さんたちが聞いたら「そんなのあり得な〜い」「汚い」などと、眉をひそめられてしまうかもしれませんね。

現在では、大人の口の中には菌がたくさんいるから、虫歯菌も赤ちゃんに移る、などとタブー視されることが多いようです。口移しなどもってのほか、ご飯やスープなどをフーフーしてさましてあげたり、お母さんのスプーンやお箸、食器などから赤ちゃんに食べさせたりするのを避けるようにアドバイスされているようです。

確かに、赤ちゃんの口の中は、とてもきれい。まだ歯が生える前の赤ちゃんの口の中は、大人とはまったく違います。

なぜなら、歯周ポケットにしか住めない細菌というのがたくさんいて、歯が生えてくると、居場所を得た菌が侵入してくるからです。ですから、赤ちゃんの歯が生える前と後では、ずいぶん口の中の状態は違ってきます。

虫歯菌などの細菌は、お母さん、お父さんなどの唾液によって感染するのは事実です。できれば、大人の唾液が赤ちゃんの口の中に入り込まないようにしたほうがよいですが、他のメリットを考えればそれほど神経質になる必要はないのではないでしょうか。

アツアツのご飯をフーフーしてあげたり、自分が食べているものをスプーンで「アーンして」食べさせたり……赤ちゃんが可愛いくて、ついやってしまうことばかり。

スキンシップは、親にとっても赤ちゃんにとっても愛情に満たされた幸せな瞬間です。「幸せホルモン」と呼ばれるオキシトシンが分泌され、抗ストレス作用、免疫力や記憶力の向上、精神的な安定がもたらされることがわかっています。

神経質に赤ちゃんとのスキンシップを避けるより先にやるべきは、自分の口の中のケアではないでしょうか。

手抜きケアで虫歯があったり、歯周病が進んでいたりしたら、それこそ「汚い」ので、スキンシップどころではないでしょう。

食事は栄養に気を使い、毎日数回しっかり歯を磨いてデンタルフロスでもきれいにし、定期的に歯科の検診を受けている健康的な口なら、スキンシップのパワーははかり知れないものです。

一度失ってしまった歯は二度とは戻らない

歯科の治療・技術は日々進化をしています。次々と新しい治療法が開発されているのは、毎日治療に当たっている医師にとってはもちろんのこと、患者さんにとっても負担が少なく、症状の改善が望めるというのは素晴らしいことなのではないでしょうか。

ご紹介したリアルタイムＰＣＲ法や３ＤＳ除菌などはほんの一例ですが、確実に治療効果を上げていて、患者さんにも喜ばれています。

ただし、これだけはしっかりと覚えておいてください。

どんなに素晴らしい技術が開発されたとしても、失ってしまった自分の歯は、絶対に元に戻すことはできない、ということです。いくら精巧な義歯にしようと、インプラントにしようと、それはあくまでも人工のもので、あなたの歯の代用品です。多少年季が入っていようとも、天然の歯には決してかないません。

自分の歯を失うと噛むのに支障が出てしまいますから、栄養が不足したり、オーラル・フレイルを起こしたりして、いろいろな機能が低下するリスクもあります。

最近はインプラントが人気があり、この技術を使って「噛む」という機能を回復する患者さんも多くなっています。ただ、天然の歯と比較すると、ひとたび感染が起こると、支えている骨の破壊が急速に進行しやすいという難点があります。

ケアを念入りに行わないと、細菌感染により「インプラント周囲炎」を起こしやすくなります。そして症状が進行するにつれ、自分の歯に比べて、感染部分の除去が非常に困難で、回復が難しくなります。

人工のものに頼らざるを得ないなら、口腔内の管理を十分にするのと同時に、体の健康に気をつけて免疫力を落とさないようにしておく必要があります。

雑誌『ＰＲＥＳＩＤＥＮＴ』が、以前興味深い調査を行いました。

55〜74歳の男女１０００人を対象に、健康に関して「リタイアする前にやるべきだったと後悔していること」のアンケートです。

その結果、「歯の定期検診を受ければよかった」という答えが、最も多かったそうです。「スポーツ」や「ウォーキング」を抑えての、驚きの1位でした。

それだけ、晩年になり自分の歯を失うことになって初めて、自分の歯の大切さが身にしみたということなのでしょう。

そう、歯を失ってからでは後の祭りです。どうあがいても、自分の歯は戻ってきてはくれません。まだ自分の歯があるうちに、手遅れになってしまう前に、今から歯のケアをしっかりとする習慣を身につけるようにしましょう。

そして、ヘアカットと同じくらいの頻度で、プロのケアを受けるようにしてください。

それこそが、ずっと自分の歯で過ごせるのと同時に、口の中から全身を若返らせるための一番の近道なのではないでしょうか。

「健康」の後悔トップ20

1	歯の定期検診を受ければよかった	283pt
2	スポーツなどで体を鍛えればよかった	244pt
3	日頃からよく歩けばよかった	234pt
4	腹八分目を守り、暴飲暴食をしなければよかった	210pt
5	間食を控えればよかった	167pt
6	頭髪の手入れをすればよかった	150pt
7	たばこをやめればよかった	122pt
8	ストレスの解消法を見つけておけばよかった	121pt
9	よく笑い、くよくよ悩まず過ごせばよかった	117pt
10	不規則な生活をしなければよかった	109pt
11	なんでも相談できる医師を見つけておけばよかった	107pt
12	バランスを考えて食事すればよかった	103pt
13	早寝・早起きをすればよかった	89pt
14	肌の手入れをすればよかった	87pt
15	悩み事を相談できる相手を見つけておけばよかった	77pt
16	定期的に健康診断を受ければよかった	68pt
17	軽い不調を侮らず早めに治療すればよかった	64pt
18	ボケ防止のためもっと脳を使えばよかった	63pt
19	眼の定期検診を受ければよかった	62pt
20	体にいいものを積極的に食べればよかった	58pt

第５章のまとめ

- 歯周病対策として、歯磨きの自助努力だけでは限界あり。プロフェッショナルのアドバイスや助けは必要不可欠。
- 美容院で髪をカットしてもらうように、定期的にプロのチェックとケアで口の中も整えてもらうべき。
- 就寝前の歯磨きは必須、起床時の歯磨きも重要。
- 補助用具デンタルフロスを毎日使う人とまったく使わない人では、使わない人の死亡率は30％アップ。
- 東京大学の研究では、がん手術を受ける患者に、歯科医による術前口腔ケアを行ったところ、術後の肺炎の発症率及び30日以内の死亡率が減少したということが報告されている。
- 最近は、がんなどの大きな手術の前後には、歯科医院で口腔ケアを行うことが推進されている。
- どんなに素晴らしい技術が開発されたとしても、失ってしまった自分の歯は、絶対に元に戻すことはできない。

あとがき～口の中から人生が変わる

健康寿命を延ばすカギは口の中にある！

そんな思いをもって、私は日頃から診療にあたっています。いつも患者さんの口の中を診ていますが、実際は、口の中から全身のコンディションも診ています。

それは、大学卒業後、大学病院の口腔外科に勤務をしていたときから、恩師や先輩に、「口をみる（診る）のでなく、人をみる（観る）」と教え続けられたことが身に付いたもの。つまり、歯科医が対象にしているのは口腔だけれど、患者さんというひとりの人間の体の状態を意識しなければ、良い結果は得られないということです。

患者さんの口の中には、その人のさまざまな情報が詰まっています。その人がどんな人生を過ごしてきたかが見えるといっても過言ではありません。

例えば、これまでの治療痕。歯は一度失ってしまうと、二度と取り戻すことができませんし、治療の積み重ねはリセットすることができません。ですから、その人の歯の状態というのは世界に二つとないのです。東日本大震災では損傷の激しいご遺体を、口腔内所見から個人特定するのに歯科医師が活躍したのを覚えている方も多いことでしょう。

また、歯のすり減り具合などから、ストレスの多い人生を歩んでいるのかな……などと考えられることもあります。ほかにも、飲食の好みや栄養の状態、体調のよしあしなども見えてきます。

今回の台風のときもそうでしたが、被災した方々は、一時的に口の状態が悪化していることがほとんどです。自分では気づかないほど大きなストレスが体の免疫力を低下させ、日頃の口腔のケアが十分にできないこと、それに栄養状態の悪さが、健康状態の低下に拍車をかけます。脳（心）、腸、口腔の健康トライアングルのくずれが、まさに健康を脅かしているのです。

体内に元気がなければ、笑顔も活気も消えて、ちょっと見ない間にすっかり老け込んでしまった、などということにもなりかねません。

しかも、これは災害時に限ったことではありません。いま世界を席巻している新型コロナのような新しい感染症に対抗するためにも、口の中のケアを心がけて若さを保ち、体力や免疫力を高いレベルに保っておくことがとても有効なのです。

全世界の人々の懸命の努力により、今回の新型コロナもやがて下火になるでしょう。しかし、地球環境を征服しようとした私たち人類へのしっぺ返しのように、恐ろしい病原体はまた、ちょっとモデルチェンジして襲ってきます。そうしたら苦労して作ったワクチンや治療薬は1からやり直しです。それが開発されるまでの間、あなたは何の打つ手もなくただ怯えて過ごしますか？

何かストレスを抱えていたり、食べるもの、口の中のケアに無関心でいたりすると、近い将来、スーッと若さや健康がどこかへ逃げていってしまわないとも限りません。

歯周病に気づいたときには、糖尿病や動脈硬化などの生活習慣病もすでに進行していた、というような事態はそれほど珍しいことではないのです。

私の知人に毎日のケアを念入りに行うようになって、驚くほど若返った人がいます。歯周病がはじまっていたことから、超音波の電動歯ブラシで歯をみがき、さらに歯間ブラシも使って磨き残しに注意し、また歯ぎしりがあるということで就寝時にマウスピースをするなどの対策を講じているそうです。サプリメントにも関心を示され、ビタミンCなども随時活用されています。まさに、口の中のケアは裏切らない。ちゃんと結果が出ているよい例だと思います。

口の中に関心をもってケアにあたれば、口の中の状態はよくなり、体も若さを取り戻すことができます。そうすると心も元気になってゆく。間違いなく、人生が変わります。

今あなたがいるのは、健康の入り口であり、人生の分岐点でもあります。目の前に広がるのは、口腔ケアを気にする、健康で若々しい人生か、口の中に無関心なままの不健康な老後か。あなたはどちらを選びますか。

今回、株式会社さくら舎での前著『全ての病気は「口の中」から！　歯が痛くなる前に絶対読む本』に引き続き、同社の古屋信吾編集局長に企画のご提案を頂きましたことを深謝いたします。さらに現場での編集の妙を存分に発揮して下さった同社編集部の戸塚健二氏、企画、編集を通じて様々なご教示を頂いた株式会社Ｊディスカヴァー代表・城村典子氏に深く感謝の意を表します。

本書が、あなたが若々しい人生を手に入れるための「健康のゲートキーパー」として役立つことを願ってやみません。

２０２０年４月　若草芽吹く南房総から

米国アンチエイジング医学会認定医

森永宏喜

著者略歴

1963年、千葉県に生まれる。森永歯科医院院長。千葉県立安房高校、東北大学歯学部卒業後に東京医科歯科大学口腔外科に勤務、口腔がんや顎変形症手術、歯科心身症など、一般歯科の範囲を広く超えた治療に取り組む医療チームの一員となる。総合病院歯科を経て1992年、出身地の千葉県鋸南町の歯科医院を継承する。開業医として一般歯科臨床に取り組むが「治しても、治しても悪化してしまう」状況に直面し、自分が学んできた「治療中心の歯科医療」に疑問を感じるようになる。患者さんが「食習慣・生活習慣を変えると、驚くほど経過が良くなる」ことを経験し、薬に頼らず食事と栄養素を用いて「高齢化が進む地域で、歯科から生活習慣病を改善していく」ことを目指し、国内外の情報を求めて米国アンチエイジング医学会認定医となる（歯科医師として日本初）。

問診や検査データに基づいた「栄養を科学する歯科医療」を実践し、「健康寿命」を延ばすための歯科の重要性を一般市民・医療関係者へ発信することをミッションとして活動している。

著書に『全ての病気は「口の中」から！』（さくら舎）、『口腔内環境改善法　アンチエイジングは“口の中”から！』（KKロングセラーズ）などがある。

オーソモレキュラー・デンタル代表
米国アンチエイジング医学会 認定医（ABAAHP）
日本抗加齢医学会　抗加齢医学専門医
日本アンチエイジング歯科学会 常任理事・認定医
JCIT 高濃度ビタミンC点滴療法認定医
ACT Japan キレーション治療認定医

歯周病《ししゅうびょう》 はすぐに治《なお》しなさい!
——口腔《こうくう》から老化《ろうか》と心臓《しんぞう》・腸《ちょう》・脳《のう》の大病《たいびょう》がはじまる!

二〇二〇年五月二四日　第一刷発行

著者　森永宏喜《もりながひろき》

発行者　古屋信吾
発行所　株式会社さくら舎　http://www.sakurasha.com
東京都千代田区富士見一-二-一一　〒一〇二-〇〇七一
電話　営業　〇三-五二一一-六五三三　FAX　〇三-五二一一-六四八一
編集　〇三-五二一一-六四八〇　振替　〇〇一九〇-八-四〇二〇六〇

編集協力　Jディスカヴァー
装丁　アルビレオ
本文DTP　朝日メディアインターナショナル株式会社
印刷・製本　中央精版印刷株式会社

ISBN978-4-86581-248-0

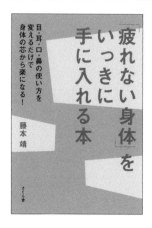

さくら舎の好評既刊

溝口 徹

9割の人が栄養不足で早死にする！

40代からの「まわりが驚くほど若くなる」食べ方

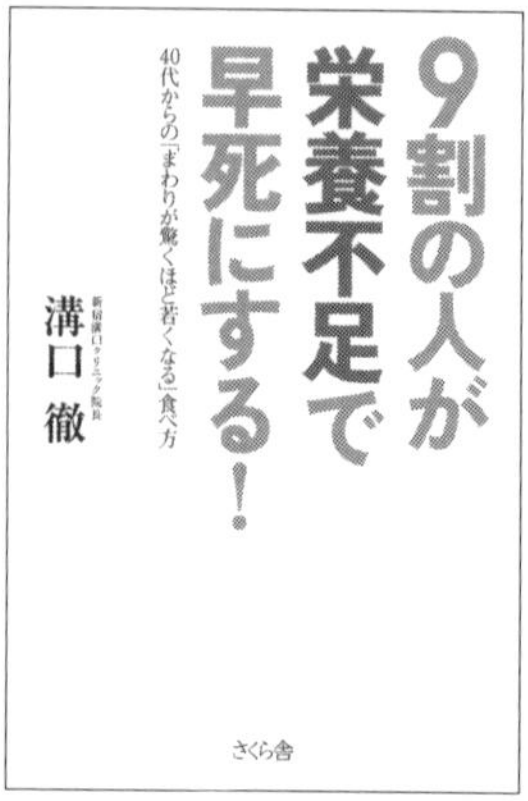

40代からは肉食と糖質制限がベスト！ 「カロリー過剰の栄養不足」という落とし穴に要注意。元気と若々しさを取り戻す上手な食べ方！

1400円（＋税）

定価は変更することがあります。